PILATES auf dem Gymnastikball

Das Training für mehr Fitness und Balance von Körper und Geist

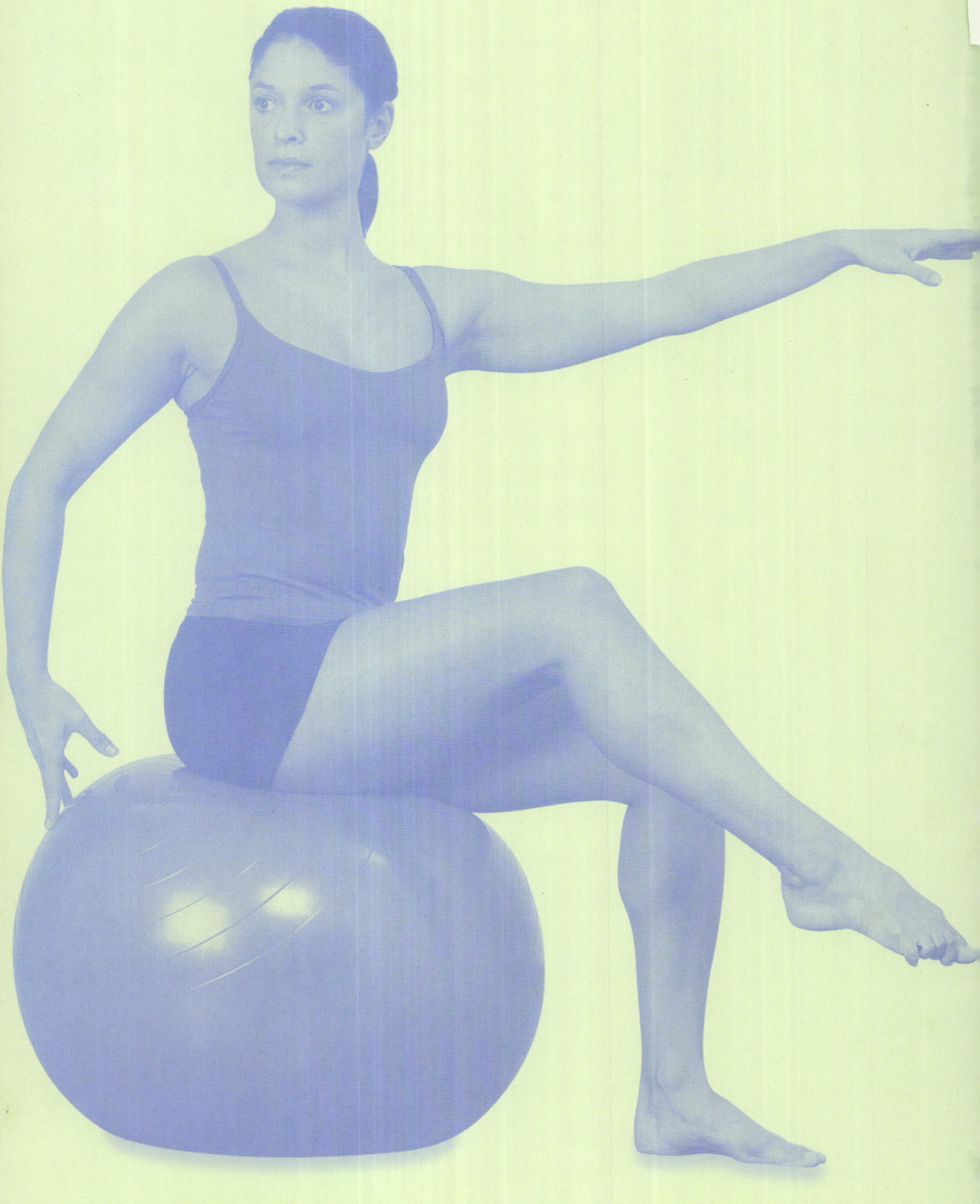

PILATES

auf dem Gymnastikball

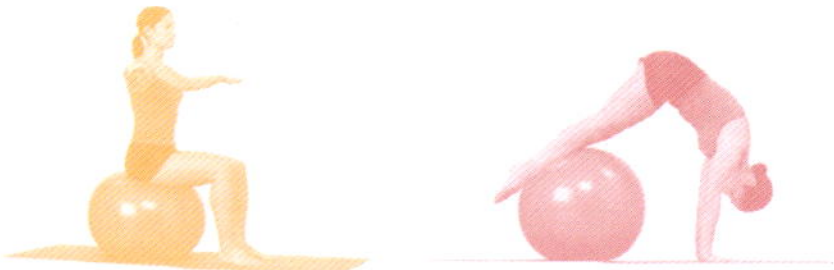

Das Training für mehr Fitness und Balance von Körper und Geist

Entwurf und Realisation: The Bridgewater Book Company Ltd
Fotos: Ian Parsons
Modelle: Zoë Hubbard und Gemma Wright

Parragon Books Ltd
Queen Street House
4 Queen Street
Bath BA1 1HE, UK

Übersetzung: Renate Weinberger
Redaktion und Satz: Redaktionsbüro Weinberger, München
Koordination: trans texas GmbH, Köln

ISBN 10: 1-40547-121-2
ISBN 13: 978-1-40547-121-3
Printed in China

Hinweis
Die Informationen in diesem Buch verstehen sich nicht als Ersatz für den Rat eines Arztes. Wer krank ist oder ärztliche Betreuung benötigt, sollte unbedingt den Rat eines kompetenten Arztes einholen. Der Verlag schließt hiermit im Rahmen der gesetzlichen Bestimmungen jegliche Haftung für Schäden aller Art, die durch die Verwendung dieses Buches geschehen, aus.

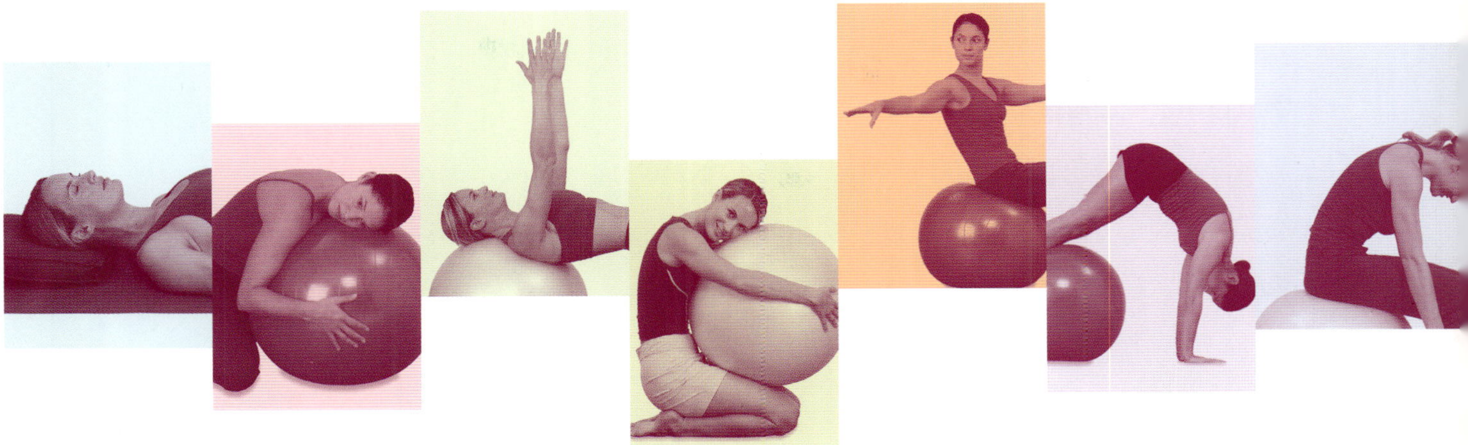

Inhalt

Einführung

Das Pilates-Training mit dem Ball vereint zwei wirkungsvolle Methoden, die Kernmuskeln – das Kraftzentrum – zu stärken. Der Nutzen der Pilates-Übungen verbunden mit dem Spaß, den der Gymnastikball bietet, verdoppelt den Gewinn für Fitness und Figur. Und das Training eignet sich für jeden, egal, ob Sie gerade erst einsteigen oder gut trainiert sind.

Die Kraft aus dem Zentrum

Was ist diese Kraft aus dem Zentrum, die heute als die wichtigste Basis der Fitness gilt? Obwohl es für diese zentrale Kraft mehrere Namen gibt – Kraftzentrum, Kernmuskeln, Powerhouse oder Kraftgürtel –, geht es immer um jene Muskelgruppen, die der Wirbelsäule am nächsten liegen und ein inneres Kraftzentrum bilden. Es lässt sich mit Baumwurzeln vergleichen. Starke Wurzeln verankern den Baum so sicher im Boden, dass er aufrecht steht und die Äste frei im Wind schwingen können. Bei schwachen Wurzeln kann jeder Windstoß den Baum zu Fall bringen. Ähnlich verhält es sich mit Ihrem Körper und seinem Kraftzentrum: Fällt es Ihnen schwer, längere Zeit aufrecht zu sitzen? Krümmt sich bald Ihr Rücken? Wenn Ihre Antwort „Ja" lautet, ist Ihr Kraftzentrum zu schwach: Den inneren Muskelgruppen, Ihren Kernmuskeln, fehlt es an jener Kraft, die Ihnen ermöglicht, problemlos eine aufrechte Körperhaltung einzunehmen. Und die häufig damit verbundenen Rückenschmerzen kennen nur allzu viele Menschen.

Die Kombination von Pilates-Übungen und Gymnastikball bietet jedem, der sein Kraftzentrum stärken will, ein reizvolles, wirksames Training, das viel Spaß macht. Es verleiht Ihrem Workout eine neue Dimension, indem es zu besserem Körpergefühl und mehr Beweglichkeit führt und Sie in jedem Sinn des Wortes in Form bringt.

Die Pilates-Story

Die Pilates-Methode wurde während des Ersten Weltkriegs von dem Deutschen Joseph Pilates erfunden. In England interniert, entwickelte er Übungen, um Verwundeten und Amputierten in ihren Lazarettbetten ein stärkendes Training zu ermöglichen. Nach dem Krieg eröffnete er mit seiner Frau Clara in New York ein Trainingszentrum, wo er seine Methode lehrte.

Joseph Pilates legte zu Lebzeiten niemals ein offizielles Trainingskonzept schriftlich fest. Dies führte zu den Varianten, die heute unterrichtet werden. Man verband seine Technik mit dem modernen Wissen über unseren Körper, behielt aber den von Joseph Pilates als substanziell erachteten ganzheitlichen Grundsatz bei: mehr Fitness durch die Balance zwischen Körper und Geist.

Der Gymnastikball

Den ersten stabilen, dennoch elastischen Gymnastikball aus Kunststoff fertigte der italienische Spielzeughersteller Aquilino Cosani in den 1960er-Jahren. Anfangs verwendeten nur Physiotherapeuten diesen Ball für die Behandlung von neuromuskulären Erkrankungen, wie multiple Sklerose oder Rückenmarksverletzungen. Bald stellten sich die Vorteile der Gymnastik mit diesem Ball heraus, sodass der Ball in allen Fitnessbereichen Einzug hielt – vom Profisport bis zur privaten Gymnastik.

Spaß, Entspannung, Beweglichkeit …

… und weitere Nutzen werden Sie aus dem Pilates-Training mit dem Gymnastikball ziehen. Es unterscheidet sich stark von anderen Trainingsformen und führt Sie garantiert auf einen neuen Weg, mit Ihrem Körper umzugehen. Nicht sofort, nicht schnell. Einige Hürden und vielleicht sogar Frust sind zu überwinden, denn es dauert eine ganze Weile, bis Sie wirklich verstehen, was Sie mit diesem Training in Angriff genommen haben. Doch wenn Sie durchhalten, werden Sie reich belohnt: Dieses vielschichtige Training kräftigt die Bauchmuskeln und verhilft zu einem straffen Bauch. Es verleiht den Muskeln mehr Elastizität, verbessert die Körperhaltung und vermittelt Ihnen, was Wohlbefinden wirklich ist.

Das Trainingsprogramm nimmt den ganzen Körper in Anspruch und lehrt ihn, sich als Einheit zu fühlen und zu agieren. Wenn Sie sich bewegen, lenkt Ihr Gehirn nicht einen einzelnen Muskel, sondern dirigiert Muskelgruppen in einem ganz bestimmten Ablauf und Zusammenspiel. Häufig sind diese Abläufe gestört, und zwar nicht nur durch Verletzungen, sondern auch durch eine schlechte Körperhaltung, die aus einer mangelhaften Bewegungskontrolle resultiert. Das Pilates-Training ist darauf ausgerichtet, Störungen der vielfältigen Muskelfunktionen zu beseitigen und eine Form von Kontrolle über den Körper zu erlangen, der seine Bewegungen leicht und harmonisch fließen lässt.

Das Pilates-Training mit dem Ball fördert die Tiefensensibilität, das körpereigene Gespür und Bewusstsein für Bewegungen. Es hilft, ein Körperbewusstsein zu entwickeln, das Ihr Gleichgewicht sowie die Reaktionszeit und den Antrieb Ihrer Muskeln optimiert. Die Muskeln reagieren schneller und effizienter auf alle Anforderungen des täglichen Lebens. Die bewusste Kontrolle über den Körper bringt Entspannung und Stressabbau mit sich. Körper und Geist kommen zur Ruhe! Allein das Sitzen und Wippen auf dem Ball entlockt Ihnen garantiert ein Lächeln. Es gibt wohl kaum einen besseren Weg zu mehr Entspannung, Fitness und Wohlbefinden als das Pilates-Training mit dem Ball.

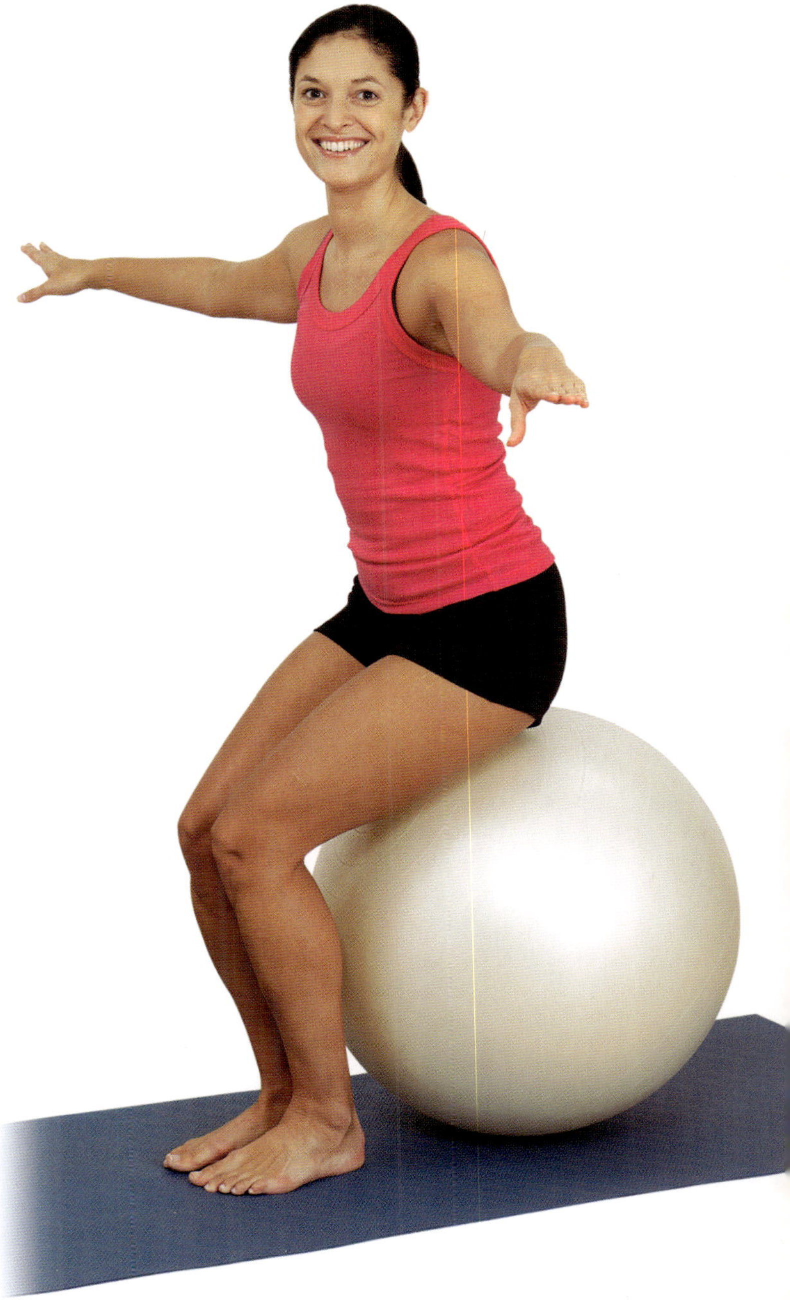

Über dieses Buch

Dieses Buch ist eine ausgezeichnete Einführung in ein Pilates-Workout mit dem Gymnastikball. Es soll aber nicht das Training unter der Anleitung eines ausgebildeten Pilates-Trainers ersetzen. Bevor Sie mit Ihrem Training beginnen, lesen Sie bitte die Einführung und informieren Sie sich über die Basisübungen (Kapitel 2). Trainieren Sie zunächst diese Übungen, um sich an den Ball zu gewöhnen und sich mit den Prinzipien eines Pilates-Trainings vertraut zu machen. Wenn Sie sich sicher fühlen, starten Sie Ihr Training stets mit dem Warm-up und folgen dem „Workout-Programm" (Seite 90). Lassen Sie sich anfangs am besten die Übungsanleitungen von jemandem vorlesen, damit Sie sich voll und ganz auf die Übung konzentrieren können.

Vor dem Start

Ausrüstung

Sie benötigen:

- Ein kleines Kissen (es dient dazu, in Rückenlage den Kopf und Hals auszurichten; probieren Sie mehrere Größen aus, bis Sie bequem liegen und Ihr Nacken sich gerade, lang und entspannt anfühlt).
- Eine Yoga-Matte (oder einen ausreichend großen freien Bereich auf dem Teppich oder Teppichboden).
- Einen Gymnastikball.

Der richtige Ball

Gymnastikbälle kosten wenig, und man bekommt sie in fast jedem Sportgeschäft. Kaufen Sie aber nur einen Ball, auf dem *burst-resistant* steht. Das bedeutet, dass ein beschädigter Ball nicht mit einem Knall platzt, sondern die Luft ganz langsam entweicht. Außerdem muss die Ballgröße Ihrer Körpergröße entsprechen: Setzen Sie sich aufrecht auf den Ball: Oberschenkel und Unterschenkel sollten im rechten Winkel (90 Grad) stehen.

Faustregel für die Ballgröße:

Ihre Körpergröße	Balldurchmesser
Unter 1,60 m	45 cm
1,60 m bis 1,72 m	55 cm
1,75 m bis 1,90 m	65 cm
1,93 m bis 2 m	75 cm

Lesen Sie die Gebrauchsanleitung, die auch über das Aufpumpen des Balles informiert. Faustregel: Der Ball sollte leicht nachgeben, wenn man darauf drückt. Je fester der Ball ist, desto schwieriger wird die Übung. Sie können also den Schwierigkeitsgrad der Übungen erhöhen, wenn Sie mehr Luft in den Ball pumpen.

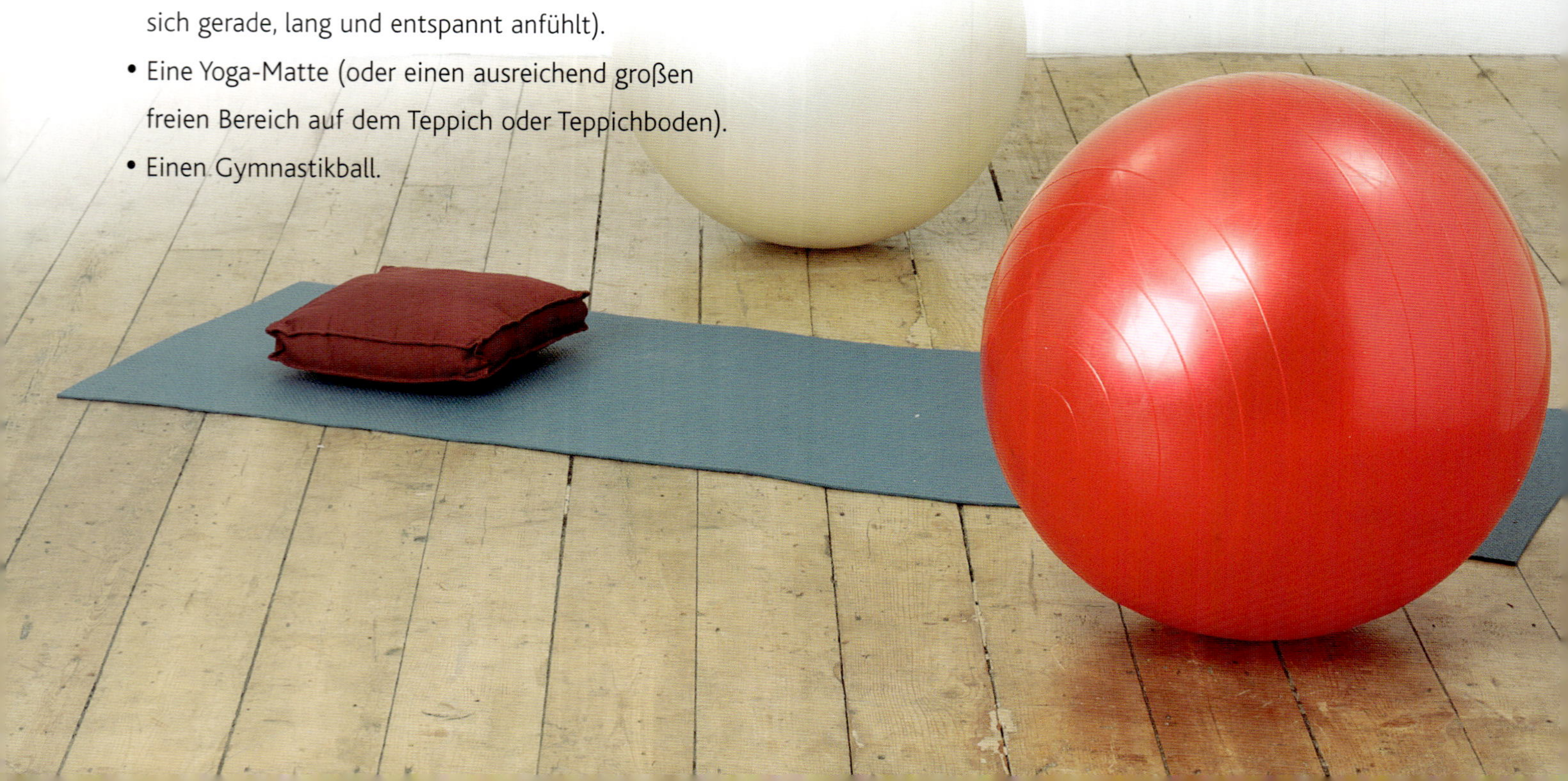

Trainingsplatz

Suchen Sie sich einen ruhigen, bequemen Platz für Ihr Workout (siehe „Entspannung", Seite 21). Trainieren Sie nur auf einer rutschfesten Unterlage, zum Beispiel auf einer Yoga-Matte oder einem Teppich. Sie brauchen so viel Platz, dass Sie nicht an Gegenstände oder Möbel stoßen. Ihr Trainingsplatz muss frei von scharfen Gegenständen sein, die den Ball beschädigen könnten.

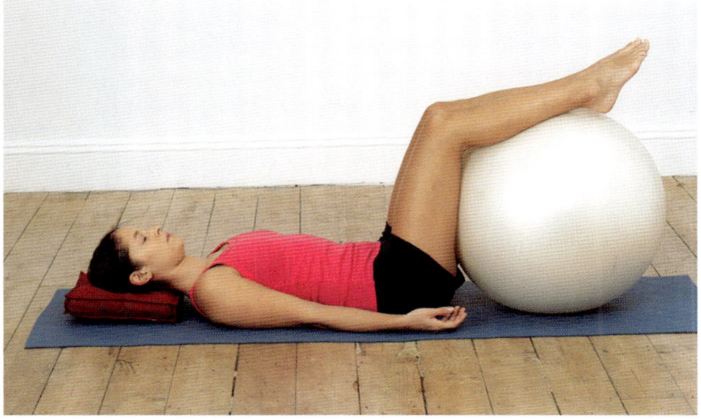

Bekleidung

Ziehen Sie bequeme Kleidung an, in der Sie sich ohne jede Einschränkung bewegen können. Zu weit darf die Trainingskleidung jedoch nicht sein, damit sie sich nicht unter dem Ball verfängt. Ideal ist ein T-Shirt mit Shorts oder ein Gymnastikanzug. Tragen Sie keinen Gürtel mit Schnalle. Legen Sie Schmuck und Uhr ab. Socken sind unpraktisch, weil Sie damit leicht vom Ball abrutschen. Besser ist es, barfuß zu trainieren.

Wann, wie und wie lange?

Das Pilates-Training mit dem Ball können Sie zu jeder Tageszeit ausführen. Wählen Sie eine Zeit, die gut in Ihren Tagesablauf passt und in der Sie entspannt sowie konzentrationsfähig sind. Falls Sie unter einem steifen, verspannten Rücken leiden, trainieren Sie, wenn Sie sich am beweglichsten fühlen, zum Beispiel gegen Abend oder nach einem Spaziergang.

Der richtige Zeitpunkt für Ihr Workout trägt viel zu dessen Erfolg bei. Probieren Sie daher mit Geduld aus, wann sich Ihr Pilates-Training problemlos in Ihren Tagesablauf einbauen lässt. Haben Sie eine passende Zeit herausgefunden, tragen Sie Ihr Training möglichst als festen Termin in Ihren Kalender ein, so wie einen Arzttermin oder ein Meeting am Arbeitsplatz.

Ihr Ziel sollte es sein, dreimal in der Woche eine halbe bis eine Stunde lang zu trainieren. Führen Sie die Grundübungen von Level 1 unbedingt mindestens 8 bis 10 Wochen aus, bevor Sie Level 2 in Angriff nehmen. Gehen Sie bitte nicht zu schnell voran, denn ein Pilates-Training muss langsam und hochkonzentriert erlernt werden. Es ist ein Spaziergang, kein Sprint!

Hören Sie auf Ihren Körper! Falls am Tag nach dem Trainig Ihre Muskeln auch nur im Ansatz schmerzen, ist das ein Signal für Sie, eine Trainigspause einzulegen und Ihren Workout-Ablauf zu ändern. Als Ausgleich empfehlen sich – nicht nur in diesem Fall – Sportarten, die Herz und Kreislauf stärken, zum Beispiel strammes Spazierengehen (Walking), Schwimmen oder Radfahren.

Vorsichtsmaßnahmen

- Während des Workout reichlich Wasser trinken, um Muskelschmerzen und Dehydrierung zu vermeiden.
- Nie nach einer großen Mahlzeit trainieren – warten Sie mindestens eine Stunde.
- Bei Unwohlsein keinesfalls trainieren.

Der sichere Umgang mit dem Ball

Bevor Sie Ihr Pilates-Training beginnen, machen Sie sich bitte mit dem Ball vertraut, damit er sich nicht bewegt oder wegrollt, wenn Sie die Übungen ausführen.

Entspannte Sitzposition

1 Ausgangposition: Setzen Sie sich aufrecht auf den Ball, die Arme hängen locker herab.

2 Nach vorne bewegen: Die Füße langsam vorwärts schieben, bis der untere Rücken auf der vorderen Ballseite ruht. Die Bauchmuskulatur nach innen ziehen, die Bein- und Gesäßmuskeln zur Unterstützung einsetzen.

3 Zurückgehen: Die Füße langsam nach hinten ziehen und den Rücken auf dem Ball noch oben bewegen, bis Sie wieder in der Ausgangsposition auf dem Ball sitzen.

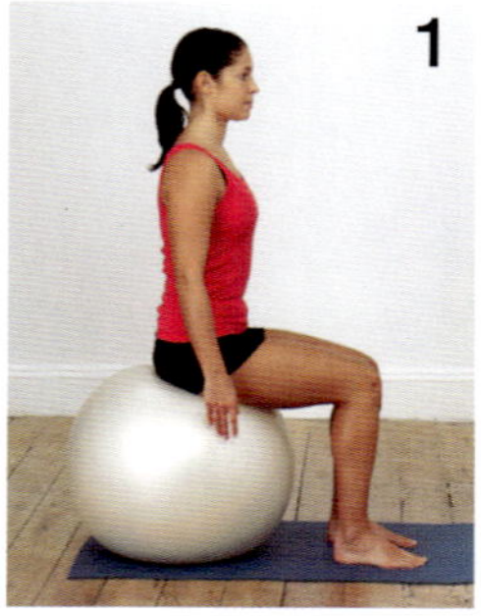
1

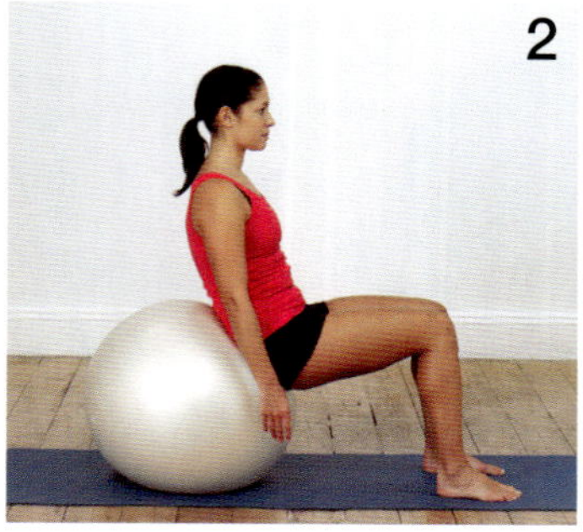
2

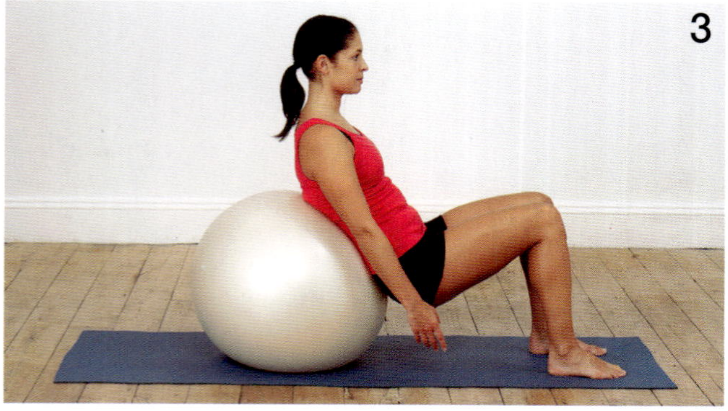
3

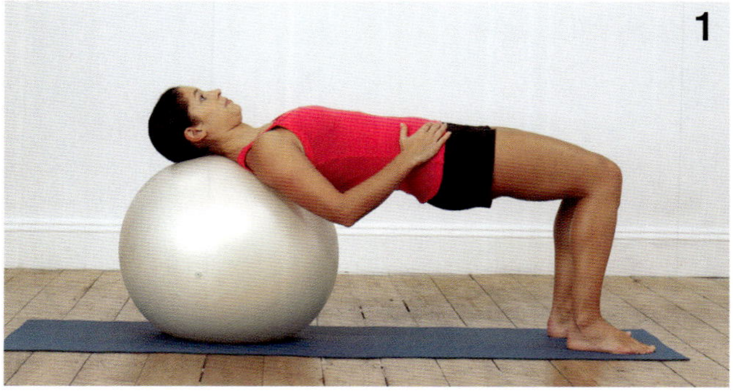
1

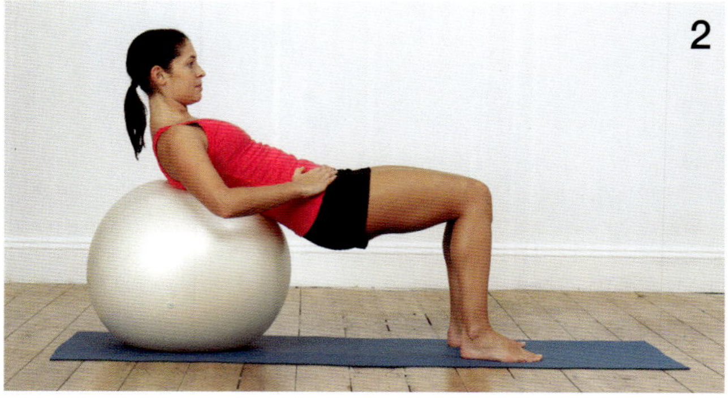
2

Entspannte Brücke

Ausgangsposition: Setzen Sie sich aufrecht auf den Ball, die Arme hängen locker herab.

1 Nach vorne bewegen: Die Füße vorwärts schieben, sodass der Rücken über den Ball nach unten gleitet. Die Gesäßmuskeln anziehen, dann das Becken heben, bis der Körper von den Schultern bis zu den Knien eine gerade Linie bildet. Als Rückenstütze die Bauchmuskeln fest anziehen. Kopf, Nacken und Schulterblätter sollten entspannt oben auf dem Ball ruhen. Die Augen sind zur Decke gerichtet, der Nacken ist lang gestreckt.

2 Zurückgehen: Das Kinn zur Brust senken und die Füße langsam nach hinten ziehen. Unterstützt durch die Beinmuskulatur den Rücken über den Ball nach oben schieben, bis Sie wieder in der Ausgangsposition sitzen.

Entspannte Bauchlage

1 Ausgangsposition: Gehen Sie mit gespreizten Knien vor dem Ball in die Hocke, die Hände liegen seitlich auf dem Ball.

2 Nach vorne bewegen: Nach vorne neigen und den Körper über den Ball schieben, bis der Bauch auf dem Ball liegt und Sie sich mit gestreckten Armen vor dem Ball abstützen. Die Hände ganz langsam nach vorne bewegen, bis die Oberschenkel auf dem Ball ruhen (je weiter die Hände wandern, umso schwieriger ist es, die Balance zu halten). Die Bauchmuskeln straff anziehen, um den Rücken zu stützen.

3 Zurückgehen: Wandern Sie mit den Händen wieder langsam zurück, bis der Bauch erneut auf dem Ball ruht und erst die Füße, dann die Knie auf der Rückseite des Balles auf dem Boden aufsetzen.

1

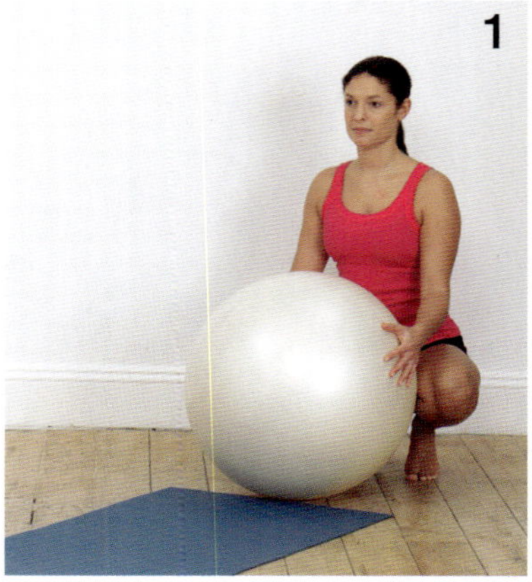

2

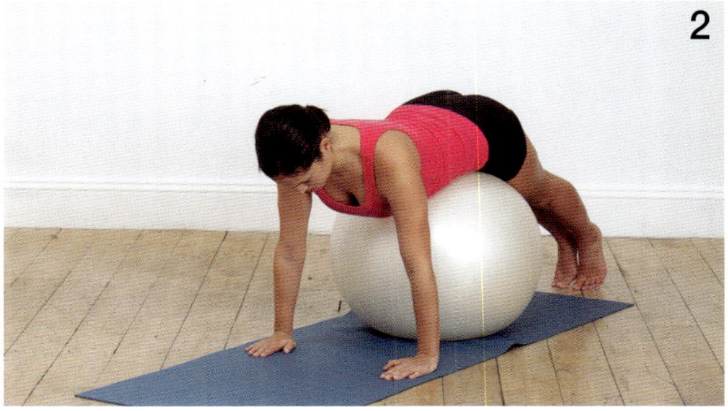

3

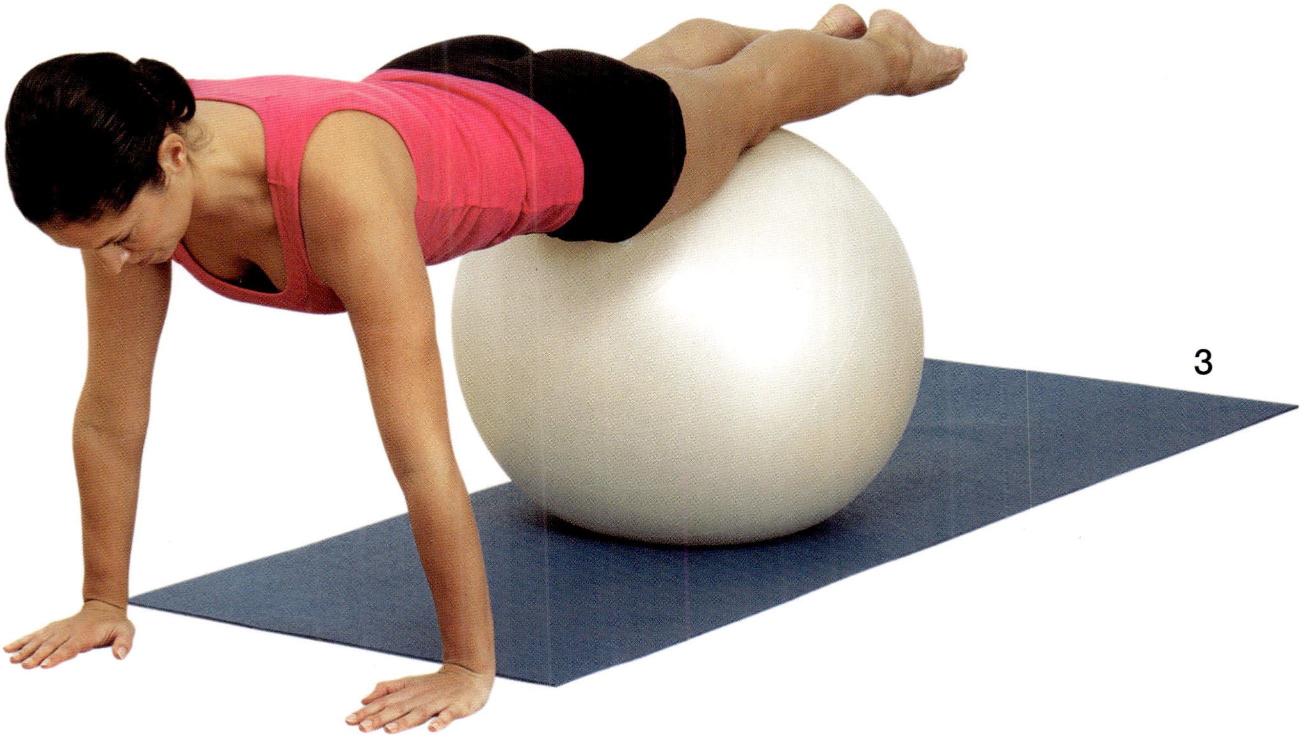

Kapitel 1

Verbindung von Körper und Geist

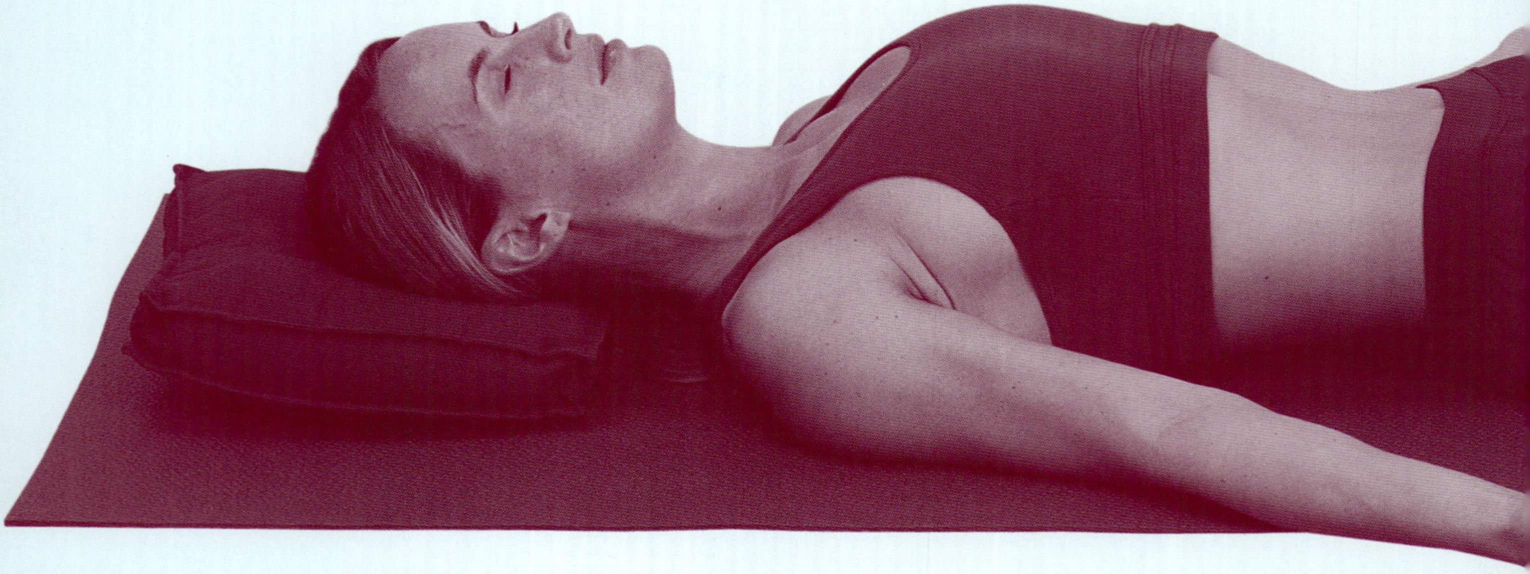

Die Verbindung von Körper und Geist ist ein spezieller Bestandteil des Pilates-Trainings auf dem Ball. Dabei geht es um die Fähigkeit, den Geist mit den Körperbewegungen so zu koordinieren, dass alle Bewegungen präzise und kontrolliert ablaufen. Das dafür notwendige Wissen über die Funktionsweise von Knochen, Muskeln und Bewegungsabläufen vermittelt Ihnen dieses Kapitel. Es wird auch erklärt, wie Sie bei den Übungen die richtige Körperhaltung einnehmen oder eine falsche korrigieren. Und Sie erfahren, wie Sie durch Visualisieren Körper und Geist in Einklang bringen.

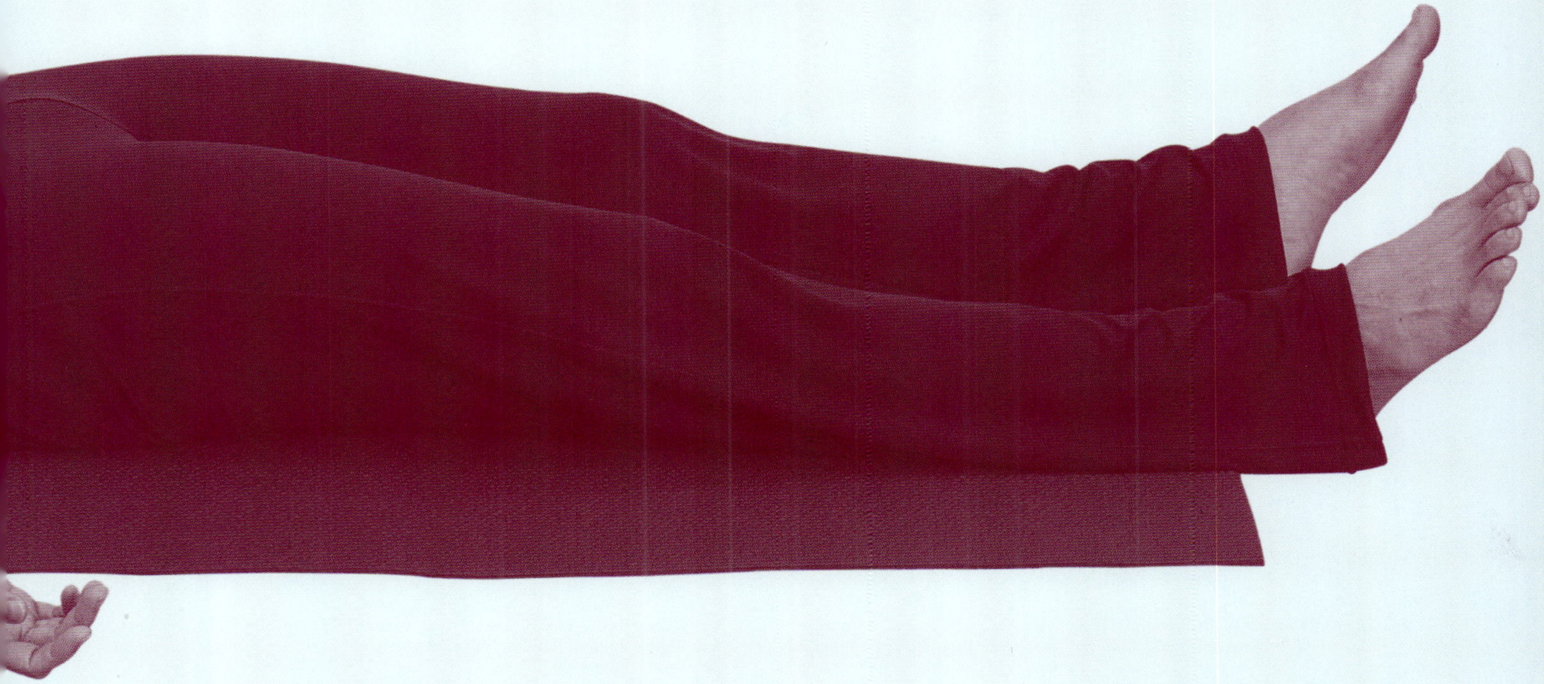

Der Körper

Im Durchschnitt bilden 206 miteinander verbundene Knochen das menschliche Skelett, das den Körper nicht nur stützt und formt, sondern auch als Verankerung für die Muskeln dient. Jeder Knochen ist dreimal so fest wie Stahlbeton. Für das Pilates-Training auf dem Ball spielen die Wirbelsäule, das Becken und die Schulterblätter die wichtigste Rolle.

Von den 206 Skelettknochen bilden 33 – die Wirbelkörper (kurz Wirbel genannt) – die leicht s-förmige Wirbelsäule. Die Wirbel sind übereinander angeordnet und durch knorpelige, federnde Bandscheiben verbunden. Die Wirbelsäule dient der Befestigung von Muskeln, und sie schützt das Rückenmark, das die Information vom Gehirn zu den im Bereich der Wirbelsäule liegenden Nerven und von den Muskeln zum Gehirn transportiert. Eine falsche Körperhaltung, zum Beispiel durch stundenlanges Arbeiten am Computer, kann die natürliche Form und Ausrichtung der Wirbelsäule stark beeinträchtigen. Das Pilates-Training hilft, die Wirbelsäule in ihren natürlichen und damit besten Zustand zu versetzen.

Man unterteilt die Wirbelsäule in fünf Bereiche:

Hals- bzw. Nackenwirbel: sieben Wirbel.

Brust bzw. Rückenwirbel: zwölf Wirbel; dieser Bereich ist leicht nach außen geschwungen; hier sind die Rippen, die den Brustkorb bilden, befestigt.

Lenden- bzw. Bauchwirbel: fünf Wirbel im unteren Rücken, der leicht zur Bauchseite hin geschwungen ist.

Kreuzbein: Die fünf Wirbel sind miteinander verbunden und bilden einen Teil des Beckens.

Steißbein: Die vier untersten und kleinsten Wirbel sind ebenfalls miteinander verbunden.

Das Becken ist ein zentraler Teil des Skeletts und nimmt beim Pilates-Training eine Schlüsselstellung ein. Stellen Sie sich das Becken als einen Anker vor, dessen nach oben verlaufende bewegliche Kette sich aus den Wirbeln zusammensetzt.

Zu den Knochenpartien des Beckens zählen Steißbein und Schambein, außerdem die beiden Sitzbeine, die Sie unter dem Fleisch der Pobacken als Erhebungen besonders gut spüren, wenn Sie auf einem harten Stuhl mit dem Po hin und her rutschen. Ein wichtiger Teil an der Vorderseite des Beckens sind die pfannenförmigen Hüftknochen, deren Kanten Sie gut fühlen können.

Die Schulterblätter liegen außerhalb des Brustkorbes und lassen sich hoch und herunter sowie zur Wirbelsäule hin und weg bewegen. Für die Stabilisation und die Haltung des oberen Rückens sind sie sehr wichtig.

Gelenke und Bewegungsarten

Gelenke befinden sich dort, wo Knochen auf Knochen treffen und Bewegungen erfolgen. Ligamente – feste, sehnenähnliche Bänder – bilden eine elastische Verbindung zwischen den Knochen. Zusammen mit Muskeln, die Bewegungen in Gang setzen, sorgen die Bänder für die Stabilität der Gelenke. Die vier Bewegungsarten, auf die es beim Pilates-Training sowohl in Bezug auf die Wirbelsäule als auch auf die Gelenke ankommt, sind:

Verlängern: Das Strecken oder Öffnen eines Gelenks – muss zum Beispiel am Knie erfolgen, wenn Sie einen Fußball kicken wollen. Bedeutet auch, die Wirbelsäule oder den Hals lang machen (siehe folgendes Kapitel).

Beugen: Im Gelenk beugen – führen Sie einen Apfel zum Mund, erfolgt die Beugung im Ellbogengelenk.

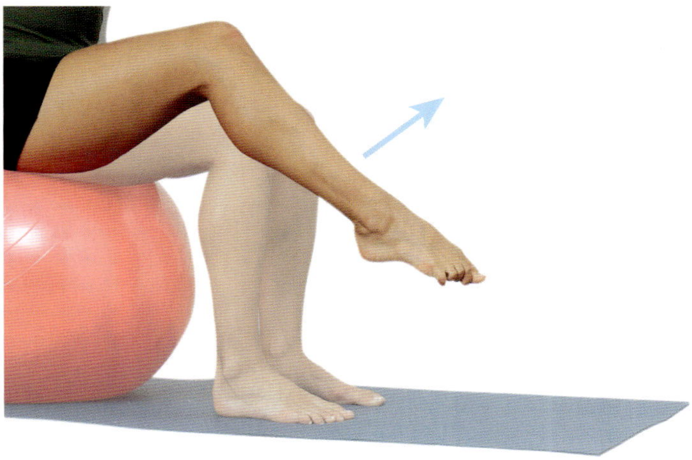

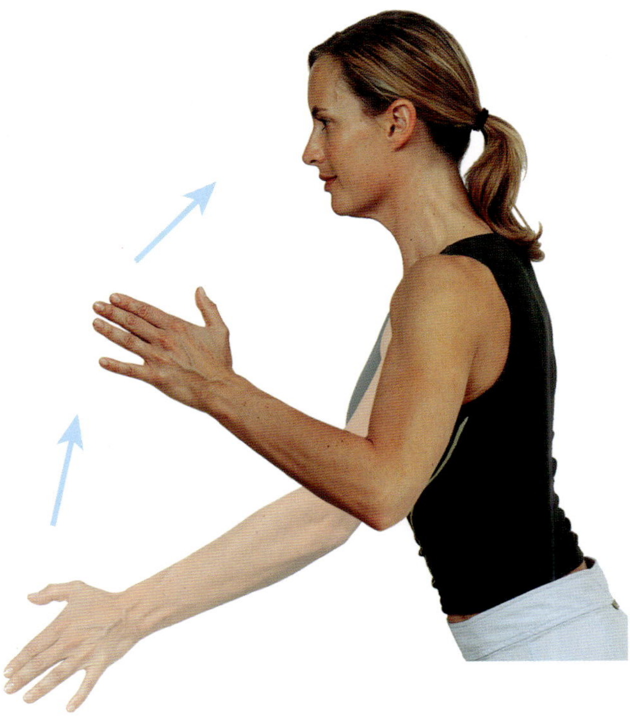

Drehen: Drehbewegung – blicken Sie über Ihre Schulter nach hinten, wendet sich der Kopf durch eine Drehung der Halswirbelsäule.

Seitwärts beugen: Beugung zu einer Körperseite hin – erfolgt auch, wenn Sie eine sehr schwere Tasche tragen.

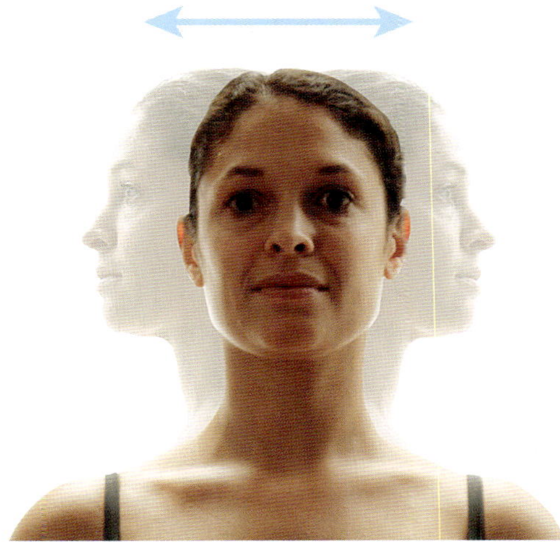

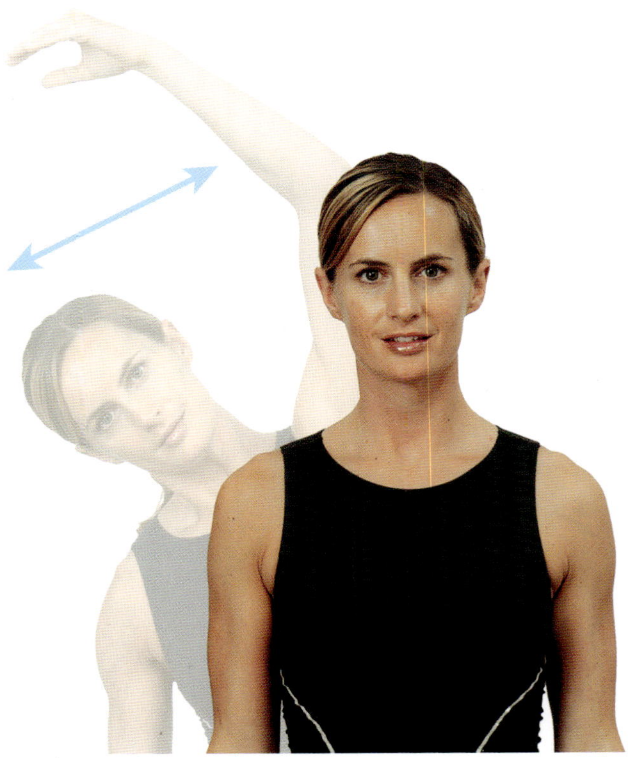

Muskeln

Muskeln bestehen aus Muskelfasern. Jede Faser ist dünner als ein Haar und kann bis zum Tausendfachen ihres Eigengewichtes tragen. Muskeln arbeiten paarweise. Während der eine Muskel anzieht, streckt sich der andere. Solch ein Paar (Agonist und Antagonist) sind der Bizeps und der Trizeps. Der Körper bewegt sich, wenn Muskeln über Gelenke hinweg zusammengezogen werden und der Ansatz (am beweglichen Knochen befestigtes Muskelende) sich Richtung Ursprung (am unbeweglichen Knochen fixiertes Muskelende) bewegt.

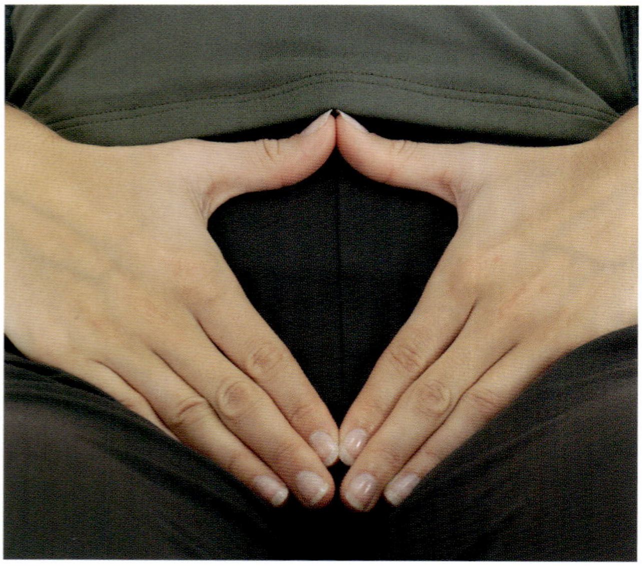

Die Kernmuskeln

Die Kernmuskeln liegen im Beckenboden, Rücken und Bauch; sie bilden eine Einheit (das Kraftzentrum), deren Bestandteile im Folgenden beschrieben werden.

Der quere Bauchmuskel, der auch *Transversus* genannt wird, ist der am tiefsten und der Wirbelsäule am nächsten liegende Teil der Bauchmuskulatur. Er verläuft von den unteren Rippen bis zum Schambein und reicht in den Rücken, sodass er die Wirbelsäule fast wie ein Korsett umgibt. Wenn Sie Ihre Hände auf den Bauch legen und husten, spüren Sie, wie der quere Bauchmuskel gegen Ihre Hände stößt.

Der *Musculus multifidus* stützt die Wirbelsäule von hinten. Dieser erstaunlich dicke, tief liegende Muskel verläuft von Wirbel zu Wirbel entlang der Wirbelsäule – er verbindet die Wirbelfortsätze und bewirkt die Dreh- sowie Seitwärtsbewegungen der Wirbelsäule.

Der Beckenboden bildet die Stütze von unten und lässt sich mit einem elastischen Netz vergleichen, das zwischen den Knochen des Beckens (siehe Seite 14) gespannt ist. Seine Muskelschichten füllen das Becken und schließen es nach unten sowie nach oben bis auf die Höhe des Bauchnabels ab. Eine kräftige Beckenbodenmuskulatur ist in mehrfacher Hinsicht sehr wichtig, zum Beispiel für die Körperhaltung oder die Kontinenz (die Fähigkeit, Urin und Stuhl zurückzuhalten).

Bauchmuskulatur

Zur Bauchmuskulatur gehören außer dem *Transversus* (siehe links) der ganz vorne liegende gerade Bauchmuskel (das „Sixpack"), außerdem der äußere schräge und der innere schräge Bauchmuskel, die sich jeweils an den Körperseiten befinden und an den Seitwärts- und Drehbewegungen der Wirbelsäule beteiligt sind. Der rechte äußere schräge Bauchmuskel arbeitet mit dem linken inneren schrägen zusammen, wenn Sie sich nach links drehen (und umgekehrt).

Obere Rückenmuskulatur

Der breite Rückenmuskel und der Kapuzenmuskel stabilisieren den oberen Rücken und die Schultern. Der breite Rückenmuskel, der auch das Becken stützt, ist der breiteste Rückenmuskel. Es ist ein paariger Muskel und verläuft jeweils seitlich am Rücken vom Oberarmbein bis zu den Lendenwirbeln. Wenn Sie zum Beispiel ein Fenster schließen, kommt dieser Muskel zum Einsatz.

Der Kapuzenmuskel ist ein trapezförmiger, flächiger Muskel, der von der Schädelbasis über die Schultern bis zum mittleren Rücken verläuft. Seine mittleren und unteren Muskelfasern ziehen die Schulterblätter nach unten. Auf die Kräftigung dieser Muskelfasern legt man beim Pilates-Training besonderen Wert, da sie die oberen Muskelfasern beidseits des Halses lockern und damit Druck und Spannung vom Nacken sowie von den Schultern wegnehmen.

Muskeln von Hüfte und Gesäß

Die Muskeln der Hüfte spielen auch bei der Körperhaltung eine wichtige Rolle. Der Hüftbeuger ist der Muskel, der die Vorderseite der Hüfte kreuzt. Er tritt zum Beispiel in Aktion, wenn man das Knie anzieht.

Die Gesäßmuskeln erstrecken sich von der Hüfte bis zum Kreuzbein. Sie ziehen sich zusammen, wenn man aus einer sitzenden Position aufsteht.

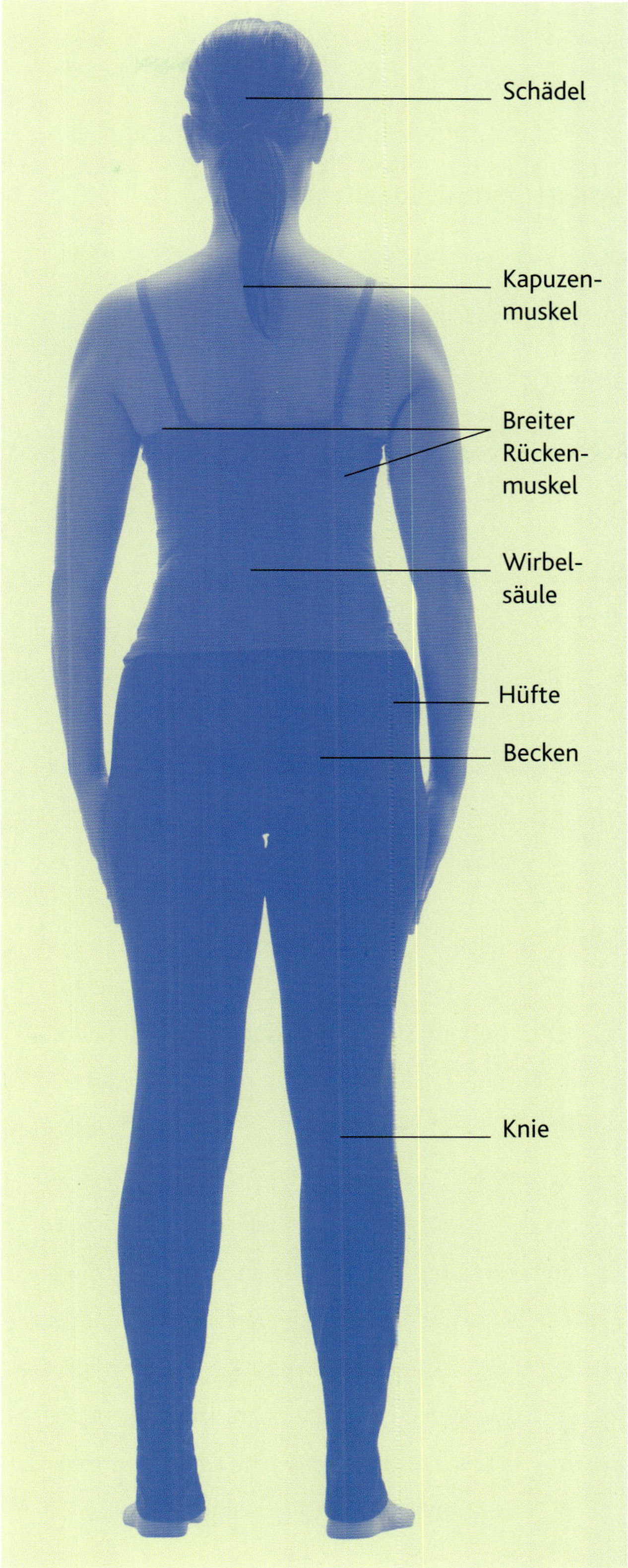

Haltung

Ganz gleich, ob man steht, sitzt oder sich bewegt, immer spielt die Körperhaltung eine ausschlaggebende Rolle. Denken Sie noch einmal daran, was Sie bisher über das Skelett und die Idealform, die S-Form, der Wirbelsäule gelesen haben. Eine gute Haltung balanciert den Körper aus, belastet ihn beim Bewegen nicht unnötig und sorgt für harmonische, fließende Bewegungen. Außerdem wirkt der Körper größer und schlanker. Eine schlechte Körperhaltung – wie sie heutzutage viele Erwachsene haben – stresst den Körper, die Bewegungen wirken schwerfällig, und als Folge stellen sich nur allzu häufig langwierige Schmerzen ein.

Eine schlechte Körperhaltung, zum Beispiel nach vorne gezogene Schultern, beeinträchtigt nicht nur das äußere Erscheinungsbild, sondern schadet auch den inneren Organe. Sie verlagern sich, wodurch Verdauungsprobleme und Atembeschwerden entstehen können. Haltungsfehler lassen sich nicht von heute auf morgen korrigieren. Meistens bestehen sie schon seit vielen Jahren, sodass sich der Körper nicht so leicht davon abbringen lässt. Das Pilates-Training bietet Ihnen jedoch genau den richtigen Weg, um Ihre Körperhaltung mit der Zeit deutlich zu verbessern.

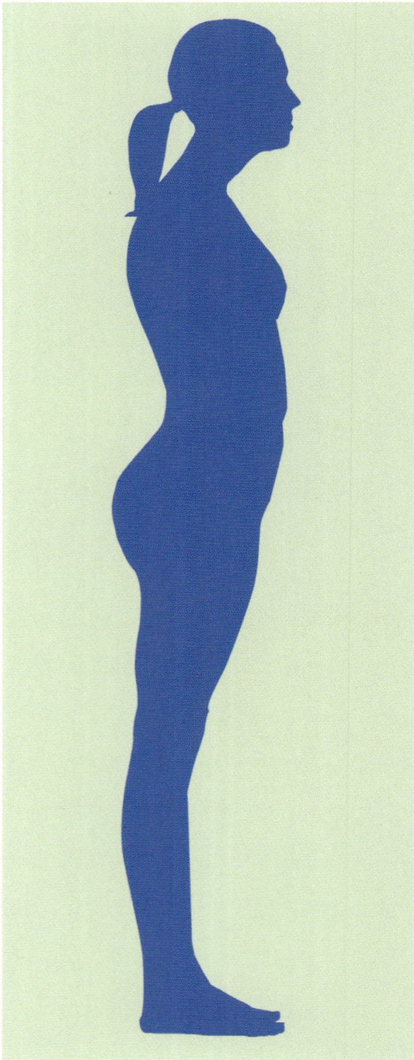

Selbstanalyse

Bevor Sie mit dem Training beginnen, sollten Sie Ihre Körperhaltung genauer betrachten, damit Sie wissen, worauf Sie besonders achten müssen. Wenn Sie jemanden bitten, Sie von vorne und von der Seite zu fotografieren, haben Sie ein festes, klares Bild vor Augen. Versuchen Sie dabei aber nicht, den Bauch einzuziehen oder sich irgendwie „richtig" und „gerade" hinzustellen.

Eine der am häufigsten vorkommenden falschen Körperhaltungen wirkt, als habe man einen Buckel (die krankhafte Form, die Kyphose, ist eine dauerhafte Verbiegung der Wirbelsäule). Diese Haltung entsteht, wenn man die Schultern nach vorne sacken lässt, den Kopf vorstreckt und ein Hohlkreuz macht, wobei sich das Becken nach vorne schiebt. Verursacht wird diese Haltung meist durch zu schwache bzw. verkrampfte Muskeln im oberen Rücken und im Bauchbereich – die Kernmuskeln. Werden diese Muskeln richtig trainiert und damit gestärkt, stellt sich mit der Zeit die korrekte Haltung ein.

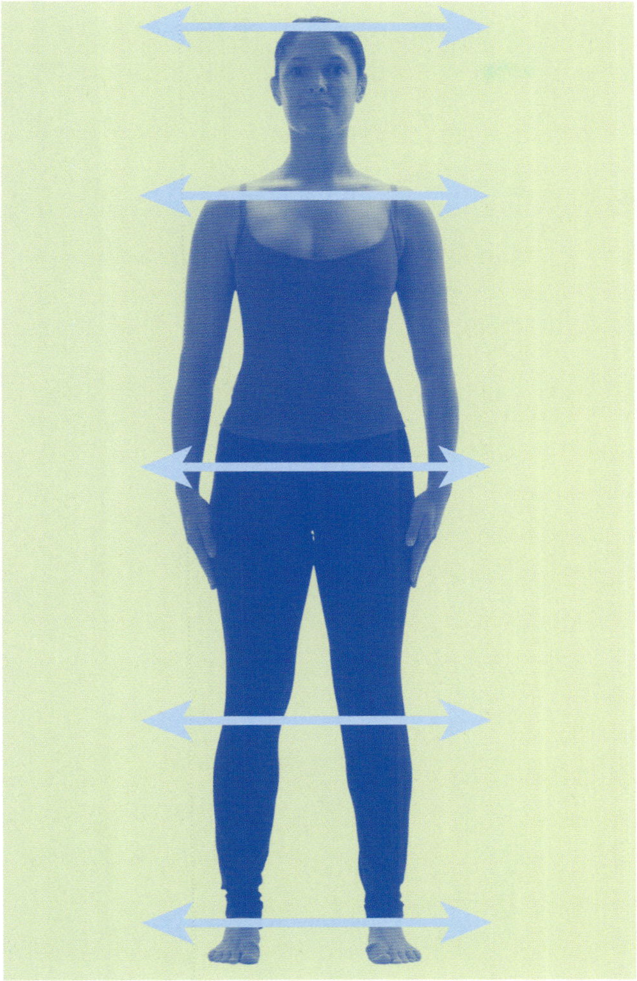

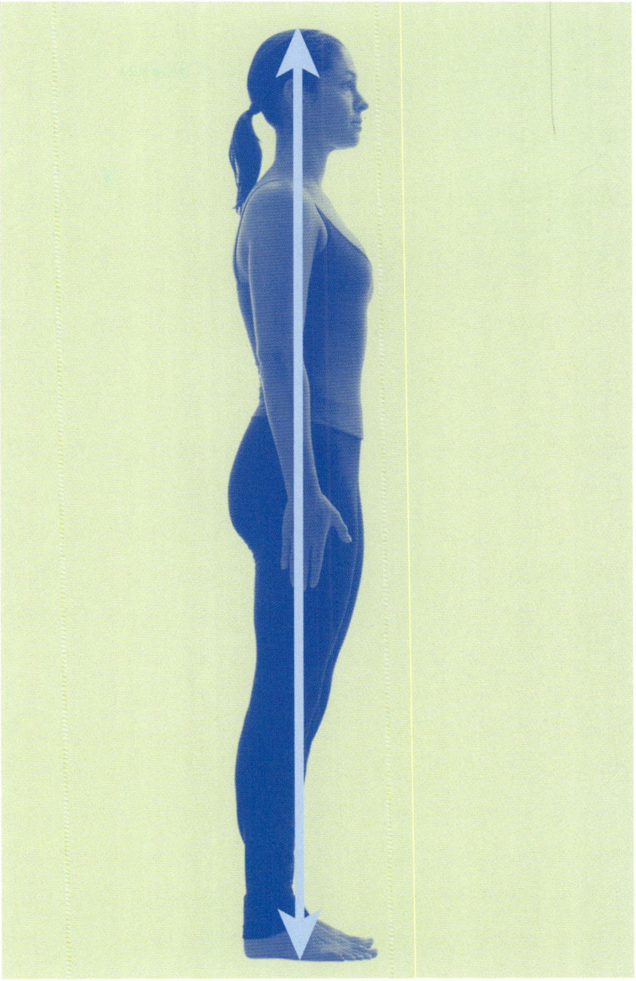

Ideale Vorderansicht

- Hoch erhobener Kopf
- Schultern symmetrisch und in einer Linie
- Brustkorb aufrecht und frontal (nicht nach links oder rechts verschoben)
- Hüftknochen in einer Linie
- Knie auf einer Höhe
- Füße parallel, Knöchel in einer Linie

Ideale Seitenansicht

Zeichnen Sie auf Ihr Foto eine Linie, die knapp vor dem Knöchelknochen beginnt und senkrecht nach oben geht. Bei einer korrekten Körperhaltung führt die Linie durch

- die Mitte des Knies
- die Mitte der Hüfte
- die Mitte des Rumpfes
- die Mitte der Schulter
- die Mitte des Ohres

Unser Geist

Die enge Verbindung von Körper und Geist unterscheidet das Pilates-Training von den meisten anderen Trainingsformen. Das Pilates-Training verlangt, dass wir tief in uns hineinhören, damit der Geist die Bewegungen des Körpers kontrollieren kann. Unser Geist hat die Kraft, unseren Körper zu dirigieren. Mit der Kraft der Gedanken können wir Muskeln anziehen oder loslassen. Ohne diese intensive geistige Verbindung greift der Körper auf gewohnte – häufig falsche – Bewegungsmuster zurück. Doch unser Ziel ist es, jede Bewegung präzise und kontrolliert auszuführen. Damit dies gelingt, müssen wir zuerst unseren Geist trainieren.

Das wichtigste Werkzeug, um die Verbindung zwischen Körper und Geist herzustellen, ist das Visualisieren. Das bedeutet, Sie stellen sich bildhafte Vergleiche vor, die sich auf die Bewegung oder den Muskel beziehen. Derartige Bilder finden Sie immer wieder in den Übungsanleitungen, weil sie helfen, dem Körper verständlich zu machen, was von ihm verlangt wird. Hier zwei Beispiele:

Schließen Sie die Augen, und konzentrieren Sie sich auf Ihr Inneres – hören Sie in sich hinein. Stellen Sie sich vor, Sie stehen unter einem Wasserfall. Sie fühlen, wie das frische Wasser über Ihren Hals, Ihre Schultern und Ihren Rücken läuft. Fühlen Sie, wie es alle Spannungen aus diesen Bereichen wegwäscht. Nehmen Sie nun bewusst wahr, dass die Spannungen durch diese Verbindung von Körper und Geist gewichen sind.

Stellen Sie sich den Muskel vor, der sich zusammenzieht, wenn Sie den Bauch einziehen oder die Schulterblätter tiefer und Richtung Wirbelsäule pressen.

Seien Sie unbesorgt, wenn das Visualisieren nicht sofort klappt, sie werden es während des Trainings lernen.

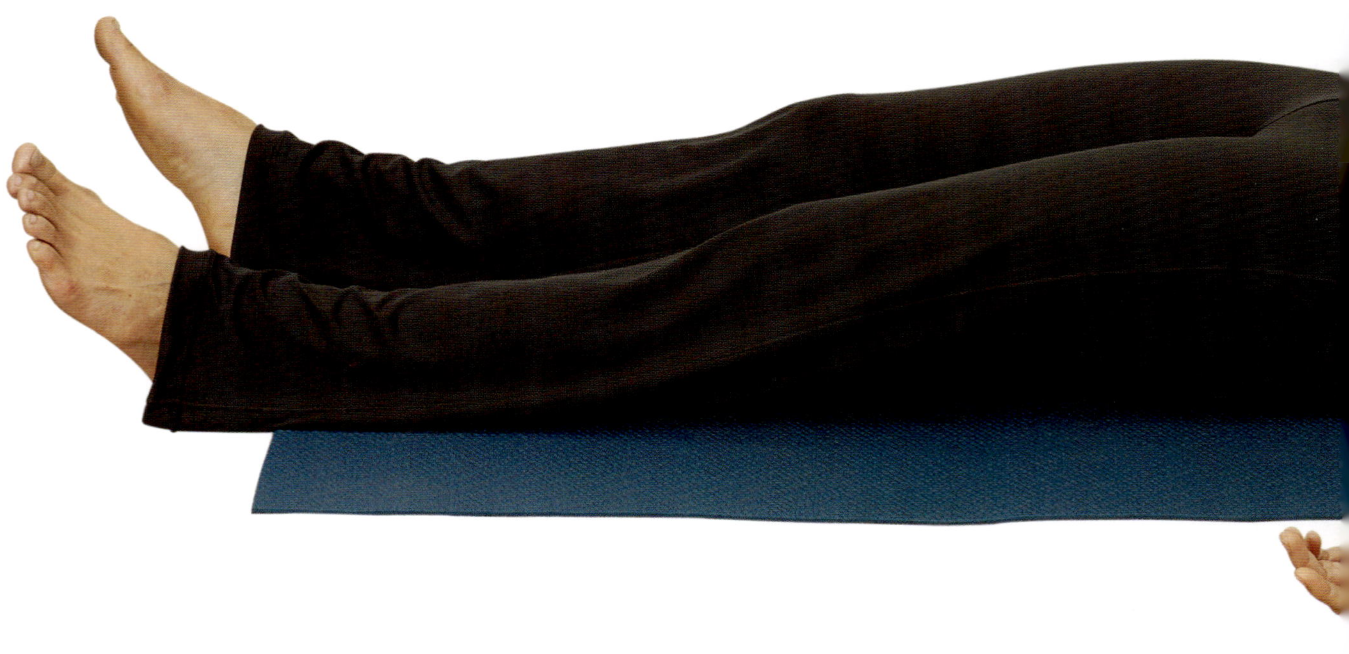

Entspannung

Körper und Geist zu verbinden, fällt Ihnen leichter, wenn Sie Ihr Training völlig entspannt beginnen. Sorgen Sie dafür, dass nichts und niemand Sie stört. Schicken Sie Ihre Familie aus dem Raum, und schließen Sie die Tür. Vielen Menschen hilft meditative Musik, sich zu konzentrieren und so die Gedanken nicht unkontrolliert schweifen zu lassen.

Legen Sie sich mit gestreckten Beinen auf den Rücken. Sie können die Beine auch anziehen, falls Sie so bequemer liegen. Schieben Sie sich ein kleines Kissen unter den Kopf. Ihre Arme sollten locker mit den Handflächen nach oben neben Ihrem Körper ruhen.

Konzentrieren Sie sich auf Ihre Atmung. Atmen Sie so tief ein, dass der Atem durch den Brustkorb bis hinunter in den Unterleib fließt. Atmen Sie immer durch die Nase ein und intensiv durch den Mund aus (eventuell durch einen Strohhalm ausatmen). Entspannen Sie sich, und stellen Sie sich vor, wie jegliche Spannungen in den Fußboden fließen. Intensivieren Sie Ihre Atmung mit folgender Übung – zählen Sie dabei in Gedanken (bis 4 bedeutet: bis 4 zählen usw.):

- Einatmen bis 4, ausatmen bis 4; 6-mal wiederholen.
- Einatmen bis 4, ausatmen bis 6; 6-mal wiederholen.
- Einatmen bis 4, ausatmen bis 8; 6-mal wiederholen.
- Einatmen bis 4, Atem halten bis 2, ausatmen bis 8, Atem halten bis 2.

Führen Sie diese Atemübung 5 bis 10 Minuten aus. Falls Ihre Gedanken abschweifen, lenken Sie Ihre Konzentration immer wieder voll und ganz auf Ihre Atmung.

Wenn Ihnen diese Übung nicht zur Entspannung verhilft, stellen Sie sich vor, Sie liegen an einem wunderschönen Platz, an dem Sie sich rundum wohl und sicher fühlen. Atmen Sie dabei langsam und gleichmäßig.

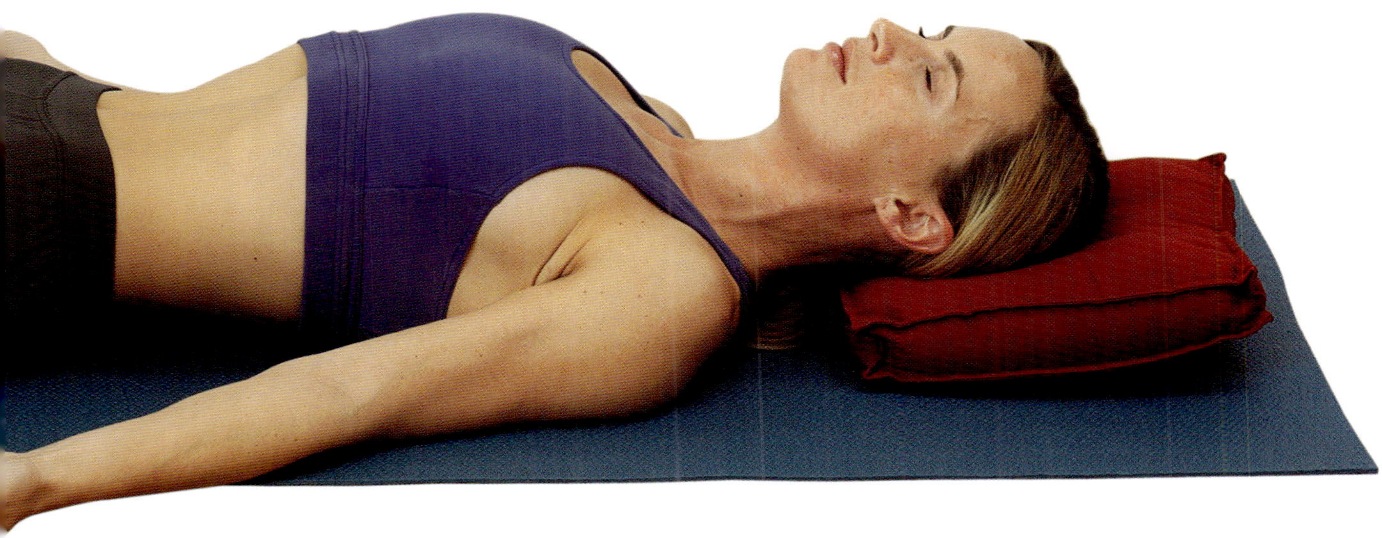

Kapitel 2

Basisübungen

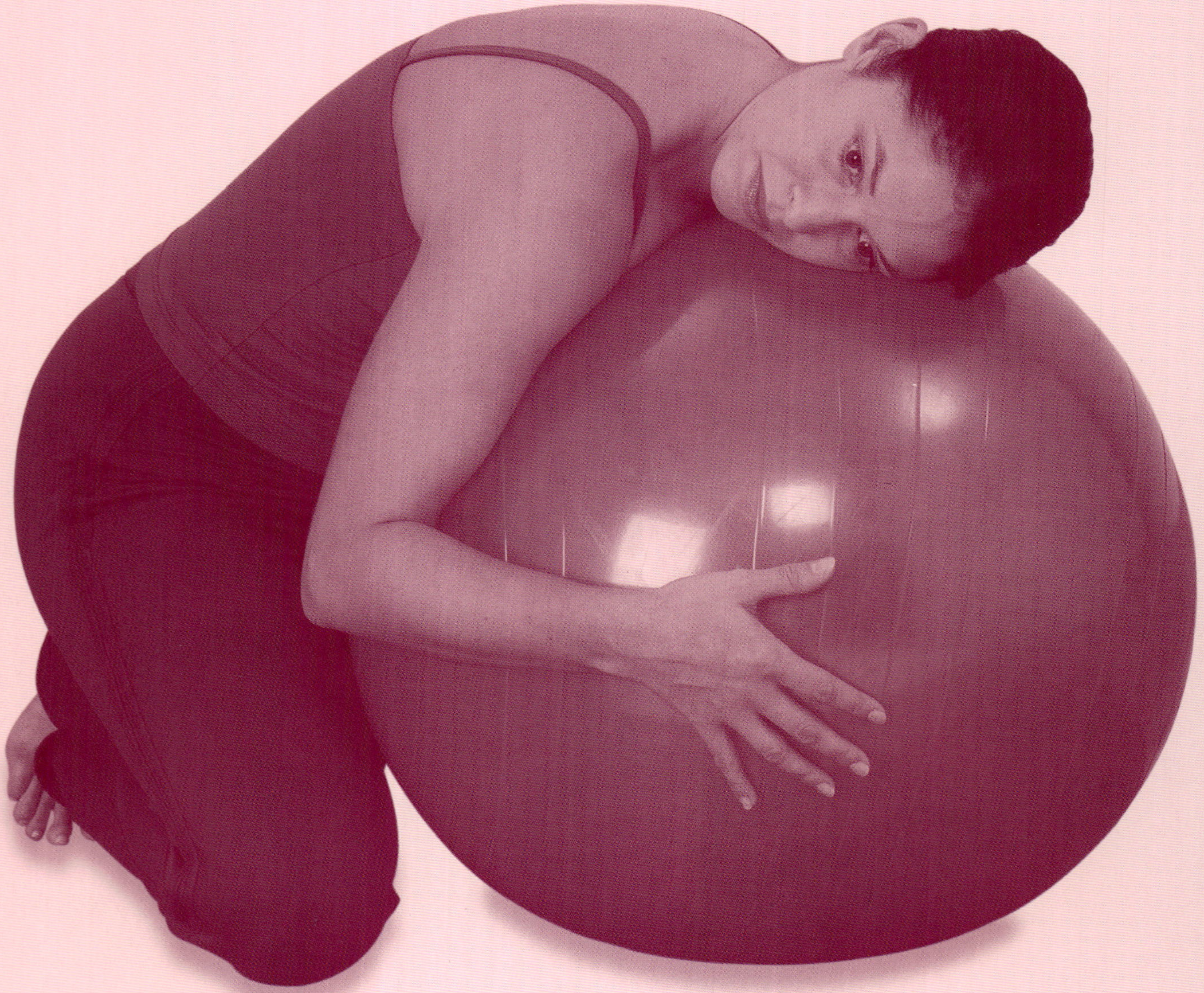

Das Fundament des Pilates-Trainings bilden die Atmung sowie die Haltung von Becken, Brustkorb, Schulter, Kopf und Hals. Es handelt sich dabei um Grundprinzipien, die Ihnen helfen, den Zusammenhang zwischen guter Körperhaltung und richtig ausgeführten Bewegungen zu verstehen. Über dieses Verständnis sollten Sie verfügen, bevor Sie mit Ihrem Training beginnen. Nur so können Sie die Übungen so präzise und kontrolliert ausführen, dass jede einzelne ihren Zweck, wie das Dehnen der Wirbelsäule, erfüllt – und Sie den vollen Gewinn daraus ziehen. Das Pilates-Fundament besteht zwar aus mehreren Prinzipien, aber keines kommt ohne die anderen aus, denn sie bilden eine untrennbare Einheit, die hilft, die so wichtige Körperkontrolle zu erlangen.

In diesem Kapitel finden Sie Basisübungen, die Sie in die Grundprinzipien einführen. Trainieren Sie die Übungen so lange, bis Sie sich vollkommen vertraut mit ihnen fühlen. Der Zeitaufwand und Ihre Geduld lohnen sich!

Atmung

Tagtäglich atmen wir, unbewusst und ohne darüber nachzudenken. Leider, denn sehr viele Menschen stressen ihren Körper, indem sie zu flach atmen, sodass kaum Sauerstoff in die Lungen gelangt, statt sie mit tiefen Atemzügen vollkommen zu füllen. Haben Sie immer wieder das Bedürfnis, stehen zu bleiben und tief durchzuatmen? Schnappen Sie häufig nach Luft? Wenn Sie mit „Ja" antworten, liegt es nahe, dass Sie nicht auf die optimale Weise atmen.

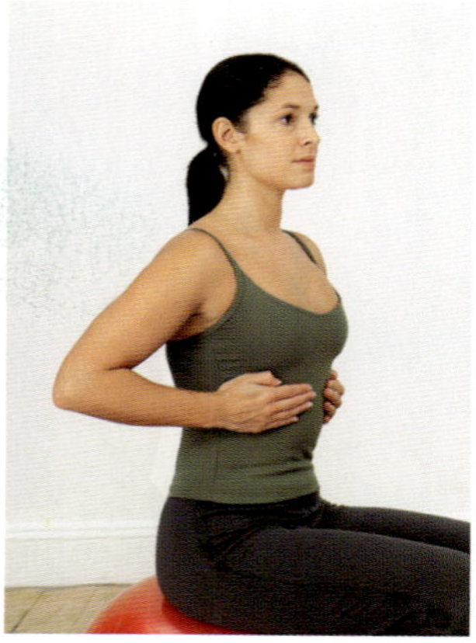

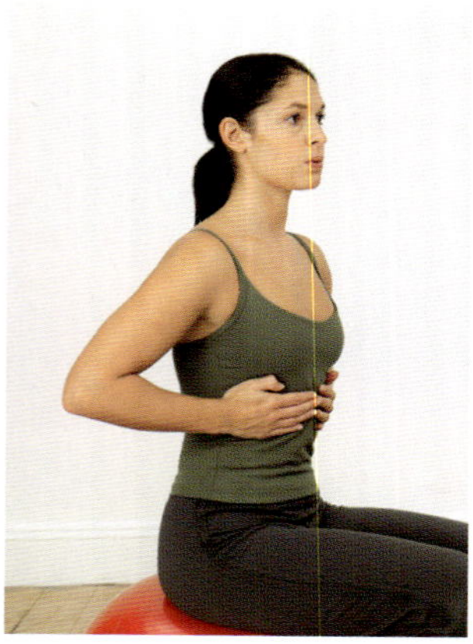

Das Atmen dient dazu, unser Blut mit Sauerstoff anzureichern, den unsere Muskeln und Organe benötigen, um einwandfrei funktionieren zu können. Beim Pilates-Training geht es aber nicht nur um eine optimale Sauerstoffversorgung, sondern das Atmen hilft auch, unseren Körper und Geist in Einklang zu bringen und – wichtig – unser Kraftzentrum, die Kernmuskeln, zu aktivieren.

Die beim Pilates-Training eingesetzte Atemtechnik nennt man laterale oder Brustkorbatmung. Sie verlangt, dass man intensiv in den Brustkorb hineinatmet, und zwar nach hinten (wo er mit der Wirbelsäule verbunden ist) und nach beiden Körperseiten. So gelangt der Atem auch in den unteren Lungenbereich, wo der Gasaustausch am wirksamsten erfolgt. Außerdem ermöglicht diese Atmung, Hals, Nacken und Schultern zu entspannen. Und nicht zuletzt hält sie den Unterleibsbereich für die Muskelarbeit frei. Wenn Sie in den Brustkorb atmen und nicht in den Bauch, können Sie sowohl beim Einatmen als auch beim Ausatmen den queren Bauchmuskel anziehen, wodurch sich das Becken in einer stabilen Position halten lässt.

Eingeatmet wird immer durch die Nase, ausgeatmet durch den leicht gespitzten Mund (wie beim Ausatmen durch einen Strohhalm oder beim Ausblasen eine Kerze). Das aktive Ausatmen durch den Mund bewirkt eine stärkere, effizientere Kontraktion des Beckenbodens und des queren Bauchmuskels, was wiederum das Entleeren der Lungen fördert. Es ist, als ob Sie eine fast leere Zahnpastatube von unten her aufrollen (die Kernmuskeln ziehen sich zusammen), um den letzten Rest Zahnpasta (Luft) aus der Tube (Lunge) zu pressen.

Bei jeder Übung hat die Atmung ein eigenes Ablaufmuster, an das Sie sich halten sollten, weil Sie so die beste Kontrolle über Ihren Körper erlangen. Generell gilt: Atmen Sie ohne Bewegung ein (zur Vorbereitung oder beim Innehalten). Atmen Sie während der Bewegung aus. Geht Ihnen dabei die Luft aus, halten Sie inne, und atmen Sie ein, um dann wiederum beim Ausatmen die Bewegung fortzuführen. Mit etwas Übung werden Sie die Bewegung in einem Atemzug ausführen können.

Führen Sie die folgende Übung aus, um die Atemtechnik zu trainieren:

1 Ausgangsposition: Ihr Oberkörper ruht auf dem Ball, das Gesicht ist zur Seite gewendet, beide Knie berühren den Boden, die Arme umfassen den Ball.

Beginnen Sie, in den Brustkorb einzuatmen – nach hinten und in beide Seiten. Atmen Sie durch die Nase so tief wie möglich ein und durch den Mund so intensiv wie möglich aus. Widerstehen Sie der Versuchung, das Ein- oder Ausatmen vorzeitig abzubrechen, erzwingen Sie aber nichts. Achten Sie darauf, dass Schlüsselbein, Schultern und Hals entspannt sind.

2 Einatmen: Den Körper über den Ball ziehen, bis Ihre Beine gestreckt sind und Sie sich mit den Händen vor dem Ball abstützen.

Ausatmen: Zurückrollen, bis das Gewicht auf den Füßen ruht.

8- bis 10-mal wiederholen.

Nicht überatmen! Der Atem soll weich und leicht fließen. Übertriebenes Atmen führt dazu, den Atem anzuhalten, was Verspannungen verstärkt.

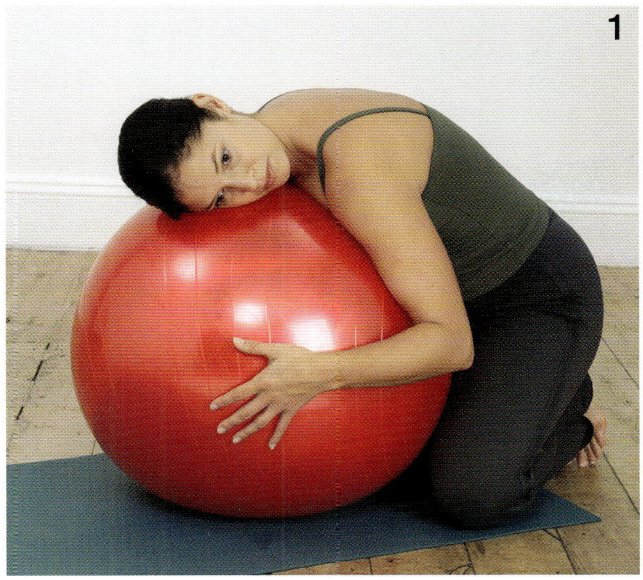
1

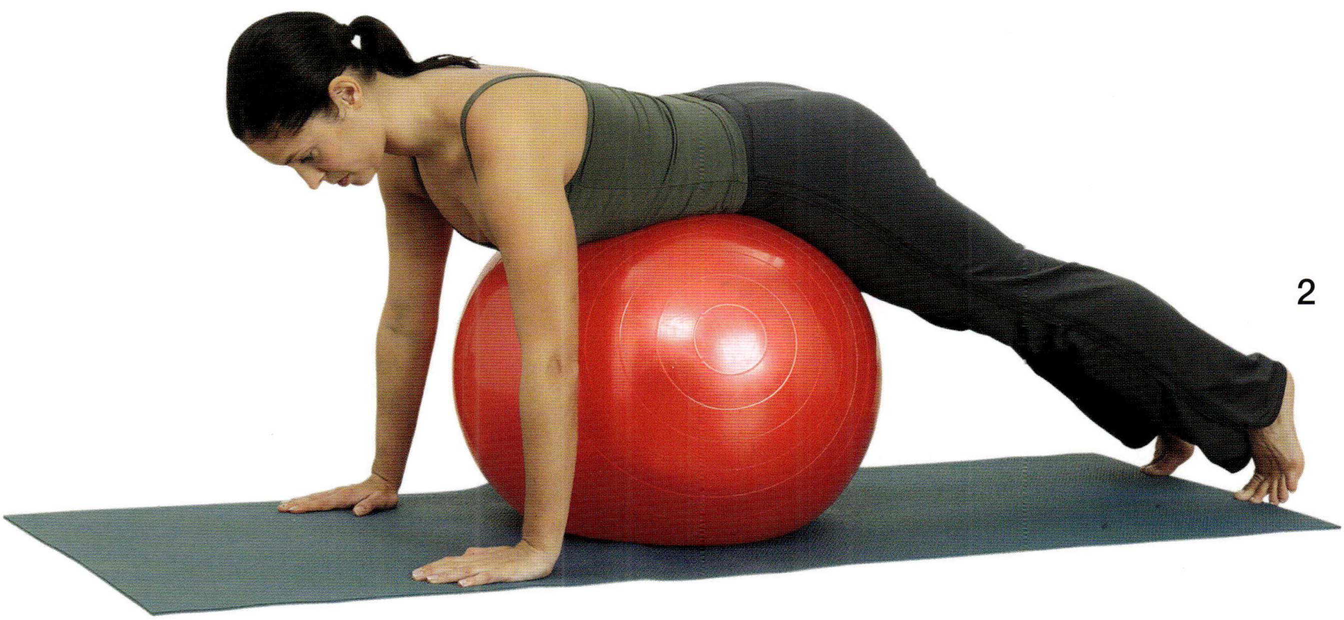
2

Positionen des Beckens

Beim Pilates-Training gibt es zwei Beckenpositionen: neutral (siehe unten) und aktiviert (siehe Seite 29).

Neutral

Neutral bedeutet: Ihr Becken befindet sich in seiner natürlichen Position, das heißt, die Wirbelsäule bleibt im unteren Rücken in ihrer natürlichen leicht geschwungen Form, Hüftknochen und Schambein liegen symmetrisch.

Rückenlage

1 Ausgangsposition: Legen Sie sich mit angezogenen Bein auf den Rücken, die Füße stehen hüftbreit auseinander. Um den Hals lang zu halten (siehe Seite 31), können Sie sich ein kleines Kissen unter den Kopf schieben. Legen Sie die Handflächen so auf die Hüftknochen, dass sich die Daumen berühren und die Fingerspitzen zum Schambein zeigen. Ihre Händen liegen nun in einem Dreieck auf dem Unterleib und stellen die Position des Beckens dar.

2 Einatmen: Neigen Sie das Becken, dass Schambein und Fingerspitzen Richtung Boden weisen – aber nur so weit, wie es für Sie angenehm ist. Darauf achten, dass sich der Brustkorb nicht wölbt.

3 Ausatmen: Das Becken senken und den unteren Rücken auf den Boden drücken, sodass das Schambein und die Fingerspitzen zur Decke zeigen – ebenfalls nur so weit, wie es für Sie angenehm ist. Darauf achten, dass sich Ihr Po nicht vom Boden löst.

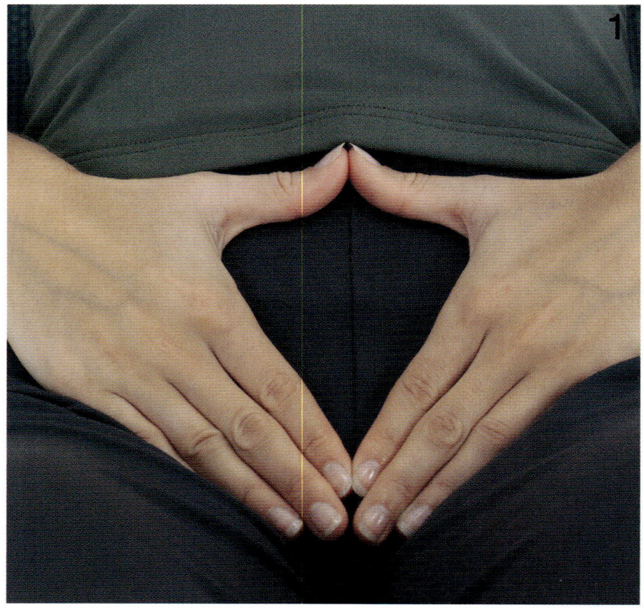

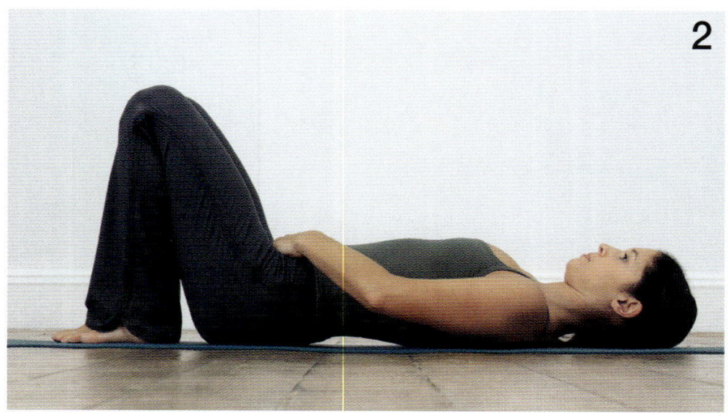

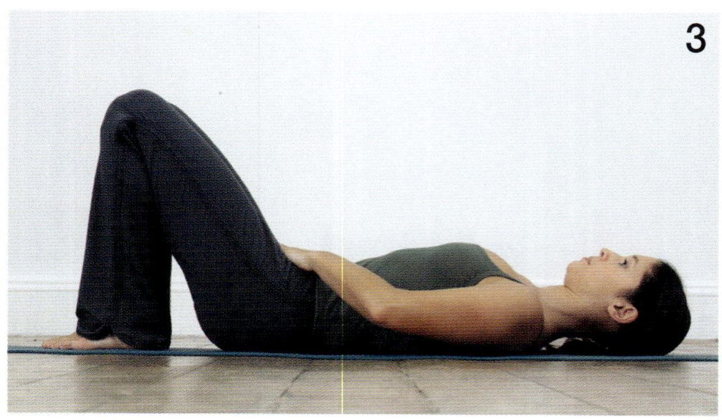

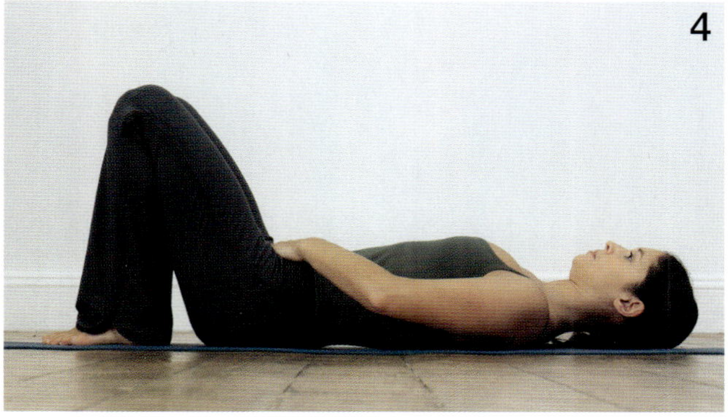

4 Wiederholen Sie die Auf- und Abwärtsbewegung (Schritt 2 und 3) mehrere Male. Versuchen Sie dann, dabei den Punkt zu finden, der auf halbem Weg liegt. In dieser Position bleiben, um sie bewusst wahrzunehmen.

Der „Punkt auf halbem Weg" ist die neutrale Position. Hüftknochen und Schambein liegen neutral, in ihrer natürlichen Symmetrie. Prüfen Sie, ob Sie sich in dieser Position wohl fühlen, Sie sollten weder in den Gesäßmuskeln noch im Hüftbeuger oder im unteren Rücken irgendeine Spannung spüren. Falls dies der Fall ist, verändern Sie die Position etwas. Wenn Sie die richtige neutrale Position gefunden haben, machen Sie sich den Abstand zwischen Ihrem unteren Rücken und Boden bewusst – er resultiert aus der natürlichen Form Ihrer Wirbelsäule. Führen Sie die Übung so lange aus, bis Sie die neutrale Beckenposition sicher und zügig finden. Haben Sie Geduld, das kann einige Zeit dauern.

Im Anschluss daran lernen Sie, diese Beckenposition (auch das neutrale Becken genannt) mithilfe der Kernmuskeln (siehe Kapitel 1) zu stabilisieren.

Das neutrale Becken stabilisieren

Zunächst geht es um den queren Bauchmuskel.

Einatmen: Vorbereiten; Ausgangsposition (siehe rechts).

Ausatmen: Ziehen Sie den queren Bauchmuskel an, der Bauch senkt sich unter ihren Händen. Stellen Sie sich vor, zwischen Ihren Hüftknochen ist ein Gummiband gespannt und jemand drückt es in seinem Mittelpunkt sanft nach unten. Das Becken bewegt sich nicht. Diese Kontraktion sollten 30 Prozent der Leistungsfähigkeit dieses Muskels betragen. Um diesen 30-Prozent-Punkt zu finden, ziehen Sie den Muskel so fest Sie können an, dann lockern Sie die Spannung um die Hälfte und anschließend nochmals um die Hälfte. 30 Prozent „Zugkraft" scheinen wenig zu sein, doch beim Stabilisieren kommt es nicht auf die Kraft der Muskeln an, sondern auf ihr Ausdauervermögen.

10-mal wiederholen.

Nun wenden Sie sich Ihrem Beckenboden zu.

Einatmen: Vorbereiten; Ausgangsposition (siehe rechts).

Ausatmen: Stellen Sie sich den Beckenboden wie eine Raute vor, die an vier Punkten befestigt ist. Ziehen Sie die Raute zusammen und nach oben. Es sollte sich anfühlen, als ob Sie auf der Toilette den Urinstrahl stoppen. Nicht das Becken bewegen. Die Gesäßmuskeln sollten entspannt bleiben – konzentrieren Sie sich auf die Muskeln in Ihrem vorderen Unterleib.

Querer Bauchmuskel und Beckenboden

Einatmen: Vorbereiten; Ausgangsposition (wie Seite 26).

Ausatmen: Den Beckenboden hochziehen und dabei den queren Bauchmuskel anziehen, als ob Sie damit die Hüftknochen auseinander drücken wollten. Das Becken darf sich nicht bewegen.

Dieses Aktivieren der Kernmuskeln spielt in jeder Pilates-Übung die entscheidende Rolle.

Machen Sie sich auch mit dem neutralen Becken in anderen Positionen vertraut.

1 Im Sitzen auf dem Ball: Die oben beschriebene Übung ausführen, dabei den „Punkt auf halbem Weg" finden – die neutrale Position (siehe Seite 26). Hüftknochen und Schambein sind neutral (in natürlicher Symmetrie). Sie sollten die Sitzknochen spüren.

2 Ausatmen: Konzentrieren Sie sich auf das Aktivieren des Beckenbodens und des queren Bauchmuskels. Das Becken darf sich nicht bewegen.

3 Auf allen vieren: Die oben beschriebene Übung ausführen und dabei die neutrale Beckenposition finden (siehe Seite 26). Nicht ins Hohlkreuz gehen!

4 Ausatmen: Konzentrieren Sie sich auf das Aktivieren des Beckenbodens und des queren Bauchmuskels. Das Becken darf sich nicht bewegen.

5 In Bauchlage: Übung „Entspannte Bauchlage" (siehe Seite 10) ausführen und das Becken in die neutrale Position bringen. Kernmuskeln aktivieren. Stellen Sie sich vor, Sie schieben das Steißbein Richtung Fersen. Rücken nicht wölben. Mit Gesäß- und Beinmuskeln unterstützen.

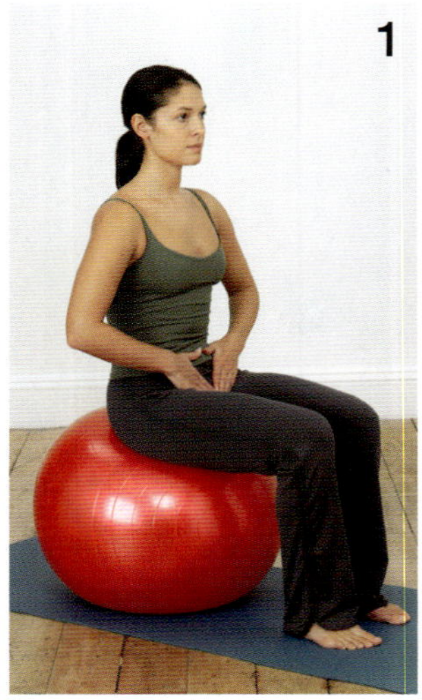

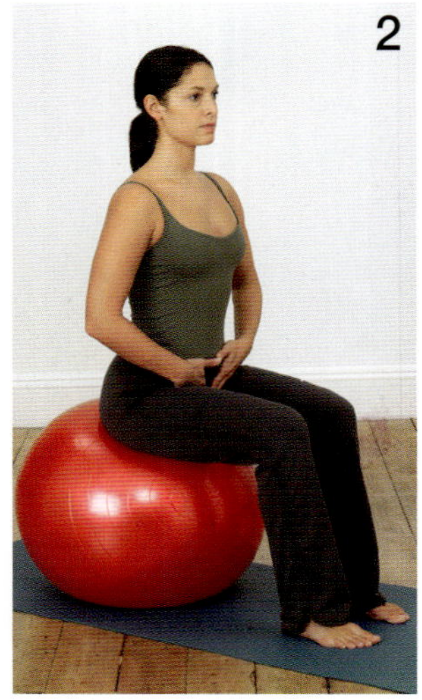

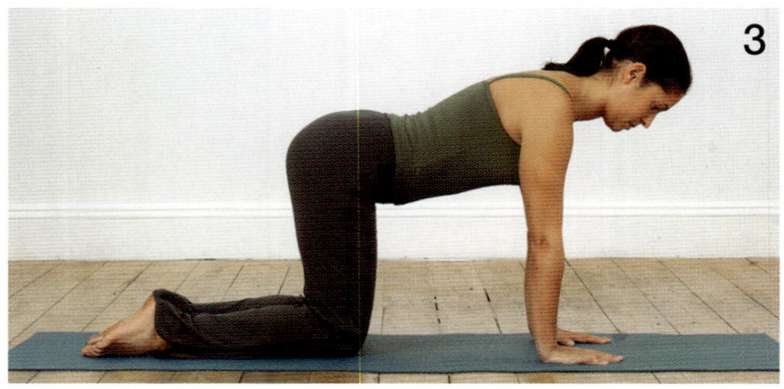

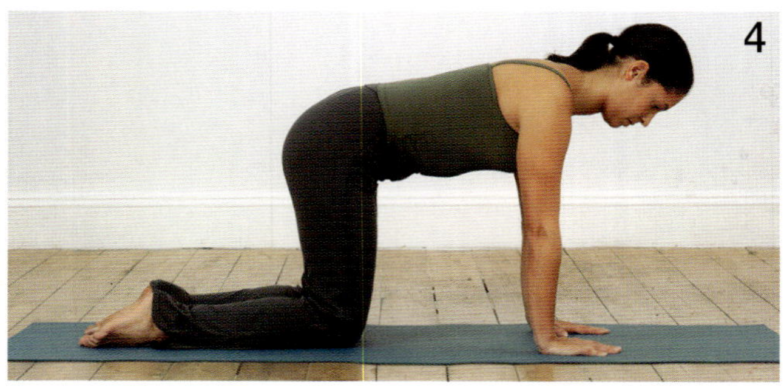

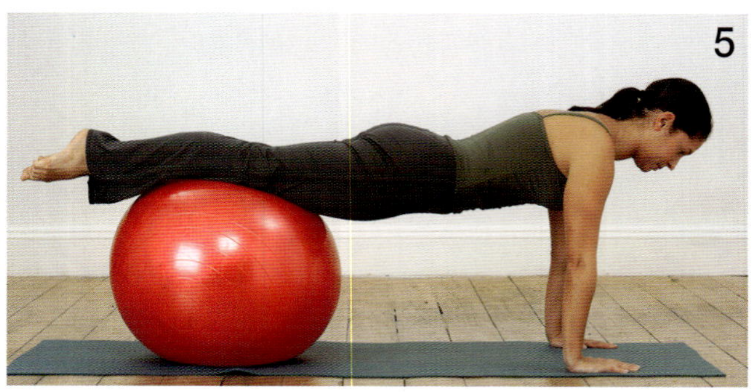

Becken aktivieren

Das Becken aktivieren bedeutet, es leicht anzuheben und die Brustwirbelsäule zu verlängern, sodass in Rückenlage das Schambein etwas höher als die Hüftknochen und der untere Rücken näher am Boden liegt. Dabei verkürzt sich der Abstand zwischen Hüftknochen und Brustkorb. Erreicht wird diese Position mithilfe der Bauchmuskeln (des geraden und queren sowie der schrägen) und des Beckenbodens.

Aktivieren und lösen

1 Ausgangsposition: Lehnen Sie sich in sitzender Haltung gegen den Ball. Der Po berührt nicht den Boden, das Becken ist neutral. Die Füße stehen hüftbreit und direkt unter den Knien. Die Arme hängen seitlich herab.

Einatmen: Vorbereiten.

2 Ausatmen: Den geraden und die schrägen Bauchmuskeln anziehen, um den Brustkorb und die Hüftknochen näher zueinander zu bringen. Beckenboden und queren Bauchmuskel aktivieren. Spüren Sie, wie die Wirbelsäule sich gegen den Ball drückt. Die Gesäßmuskeln sollten locker bleiben. Darauf achten, dass die Bauchmuskeln flach und weit sind; sie dürfen sich nicht wölben oder nach vorne drücken.

Einatmen: Die Muskeln entspannen und in die Ausgangsposition zurückkehren.

5-mal wiederholen.

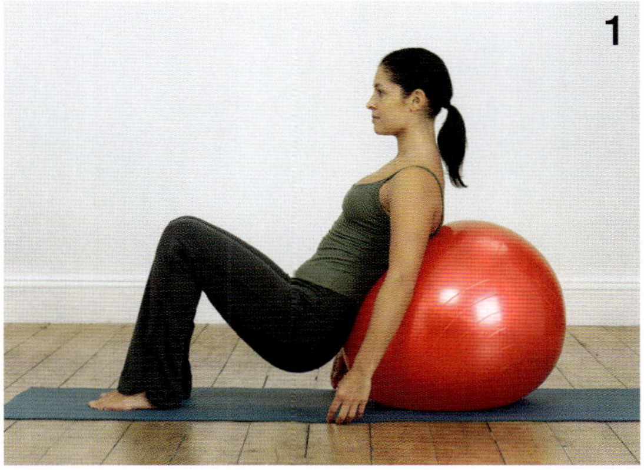
1

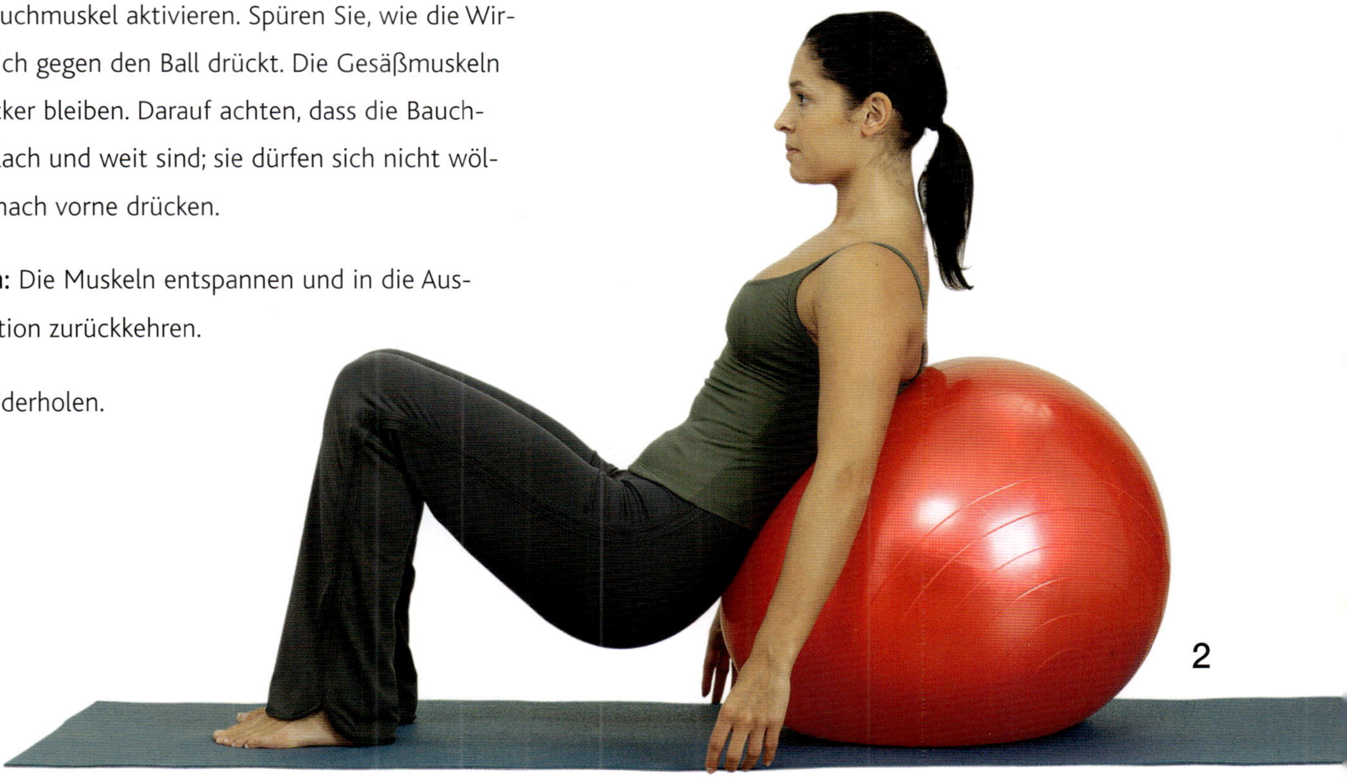
2

Brustkorb ausrichten

Die Bauchmuskeln sind am Brustkorb verankert und spielen daher bei dessen Haltung eine entscheidende Rolle. Wichtig ist, dass sich den Brustkorb weder in Rückenlage noch im Sitzen wölbt oder nach vorne über das Becken schiebt. Allein die Atmung sollte den Brustkorb „bewegen", das heißt, beim Einatmen sollte er sich weit öffnen und beim Ausatmen leicht verengen. Stellen Sie sich vor, Ihr Oberkörper steht symmetrisch in einem rechteckigen Bilderrahmen, der von den Schultern bis zu den Hüften reicht.

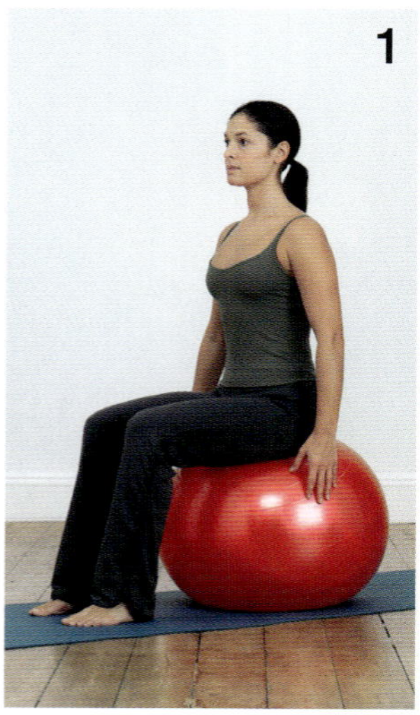

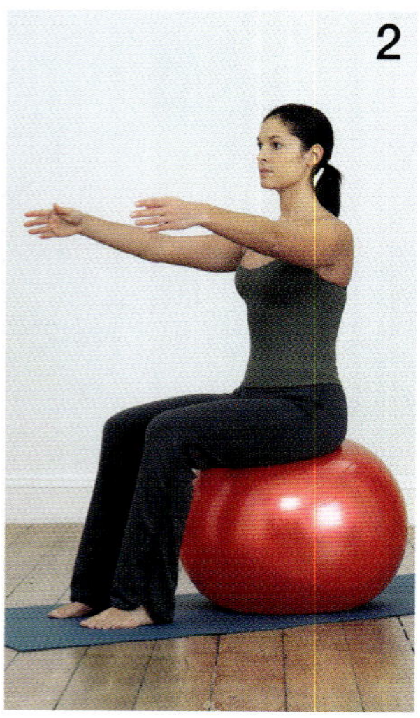

Arme heben

1 Ausgangsposition: Auf den Ball setzen. Das Becken ist neutral, die Füße stehen hüftbreit, die Arme hängen entspannt herab.

2 Einatmen: Führen Sie die Arme nach vorne, bis sie sich in Schulterhöhe befinden.

3 Ausatmen: Die Arme nach oben führen – aber nur so weit, dass sich der Brustkorb nicht nach vorne schiebt. Die Schultern müssen in einer Linie bleiben.

4 Die Kernmuskeln aktivieren, um das Becken in neutraler Position zu halten. Spüren Sie, wie sich der Brustkorb leicht zusammenzieht und senkt.

Einatmen: Die Arme wieder bis auf Schulterhöhe senken.

Ausatmen: Zurück in die Ausgangsposition.

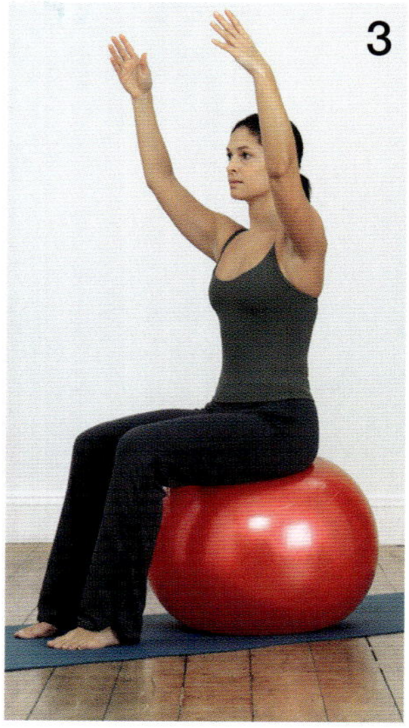

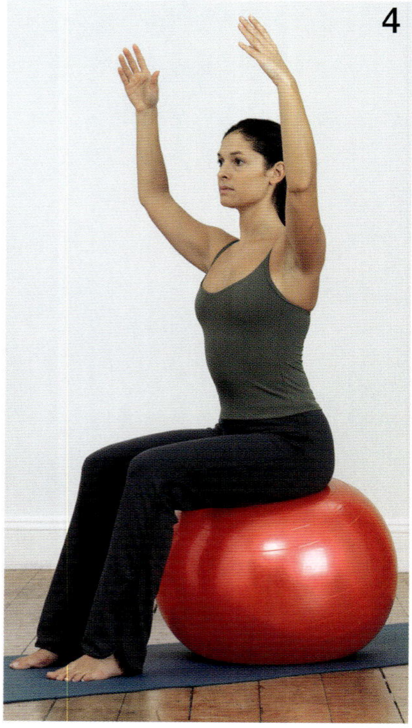

Haltung von Kopf und Hals

Beim Pilates-Training kommt es darauf an, die gesamte Wirbelsäule neutral zu halten (siehe Seite 18). Einen zentralen Beitrag leistet die korrekte Haltung von Kopf und Hals, denn sie sorgt dafür, dass die Halswirbelsäule ihre natürliche, sanft geschwungene Form beibehält. Der Hals sollte also immer lang sein. Das bedeutet, dass sich das Kinn nicht zu nahe an der Brust befinden sollte und dass Sie den Kopf nicht zu weit nach hinten neigen.

Stellen Sie sich vor, wie Ihre Wirbelsäule in ihrer natürlichen Form vom oberen Rücken über den Nacken bis zum Kopfansatz verläuft. Dann fällt es Ihnen leicht zu verstehen, dass der obere Teil, die Halswirbelsäule, ihre Form verliert, wenn Sie den Kopf zu stark nach vorne oder hinten beugen. Wenn Sie den Kopf nach vorne neigen, sollte das Kinn so über der Brust stehen, als ob Sie ein Ei zwischen Kinn und Brust festhalten wollten. Sie spüren, dass sich die Halwirbelsäule sanft verlängert hat, um diese Position zu erreichen.

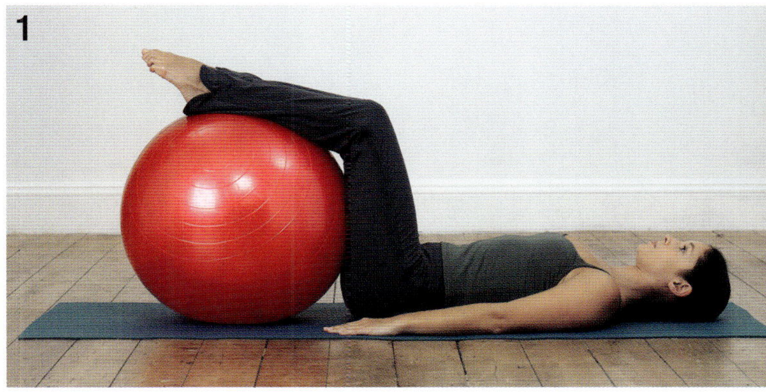

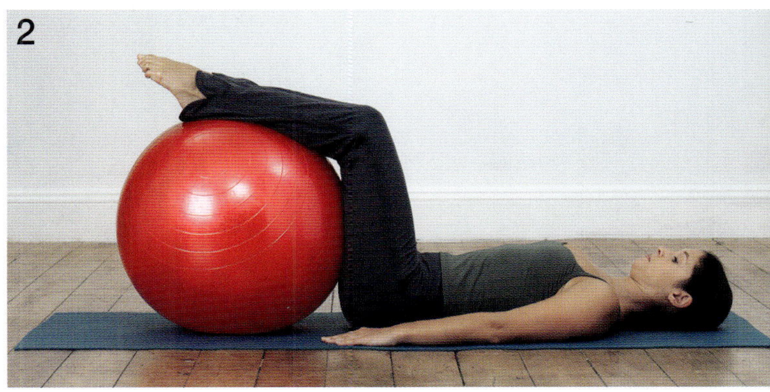

Kopfnicken

1 Ausgangsposition: Rückenlage, das Becken ist neutral, die Beine ruhen auf dem Ball, die Armen liegen neben dem Körper.

2 Einatmen: Stellen Sie sich vor, jemand zieht an Ihren Kopf, sodass sich Ihr Hals verlängert und sich das Kinn leicht senkt. Führen Sie diese kleine Bewegung, die von zwei der sieben Halswirbel bewirkt wird, bewusst aus.

Ausatmen: Entspannen; das Kinn geht in die Ausgangslage, und die Augen richten sich zur Decke.

Das Verlängern der Halswirbelsäule (der lange Hals) fällt vielleicht leichter, wenn Sie sich ein kleines Kissen unter den Kopf legen. Probieren Sie es auf jeden Fall einmal aus.

Schulter stabilisieren

Das Stabilisieren der Schultern ist genauso wichtig wie die Kontraktion der Bauchmuskeln. Viele Menschen leiden unter Muskelverspannungen in Nacken und Schultern. Die Folgen sind häufig Kopfschmerzen und Probleme bei der Körperhaltung. Neben der Überanstrengung der Muskulatur im Alltag (zu langes Arbeiten im Sitzen) liegt die Ursache in erster Linie im falschen Einsatz und/oder der Schwäche jener Muskeln, die für Stabilisierung der Schultern sorgen. Beteiligt sind der Kapuzenmuskel, die breiten Rückenmuskeln (siehe Seite 17), der vordere Sägemuskel und die Rautenmuskeln im mittleren Rücken.

Schulterblätter isolieren

Es ist wichtig, die Schulterblätter richtig zu bewegen.

1 Ausgangsposition: Auf den Boden setzen mit dem Ball in den schulterhohen Armen. Becken neutral.

2 Einatmen: Den Ball nach vorne schieben – Sie spüren, wie die Schulterblätter sich öffnen.

Ausatmen: In die Ausgangsposition zurückkehren – Sie spüren, wie die Schulterblätter näher beieinander sind.

4-mal wiederholen.

3 Einatmen: Die Schulterblätter fest zusammenziehen (schließen).

Ausatmen: In die Ausgangsposition zurückkehren – Sie spüren, wie die Schulterblätter weiter voneinander sind.

4-mal wiederholen.

Zwischen den beiden beschriebenen Bewegungen (öffnen, schließen) liegt die optimale Position der Schulterblätter. Sie spüren, wie sich die Schultern in einer Linie stabilisieren und der Brustkorb sich öffnet bzw. weitet.

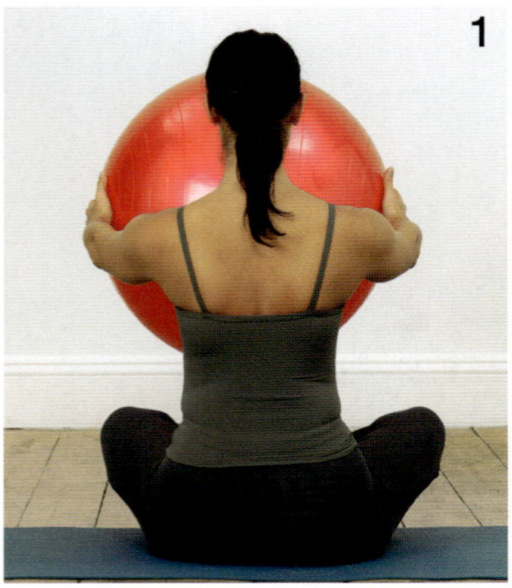

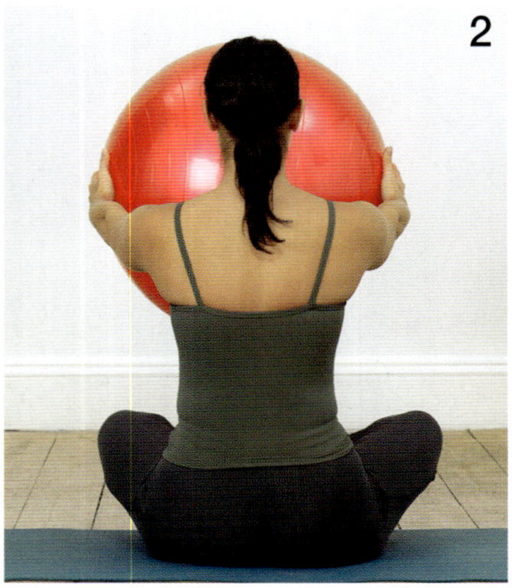

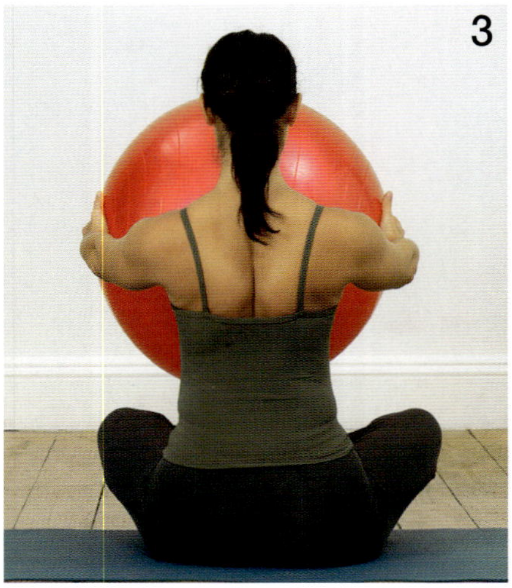

Die Schulterblätter befinden sich außerhalb des Brustkorbs und sind beweglich, da keine feste Verbindung zu anderen Knochen besteht. Man kann sie leicht heben und senken oder nach außen sowie nach innen Richtung Wirbelsäule bewegen. Diese dreieckigen knöchernen „Flügel" sollten flach an der Rückseite des Brustkorbs liegen (zu weit geöffnet, runden sie den Rücken) – beim Sitzen, Stehen oder Liegen. So bleibt der Brustkorb geöffnet, die Schultern in einer Linie, der Hals lang, und der Rücken wird gestärkt.

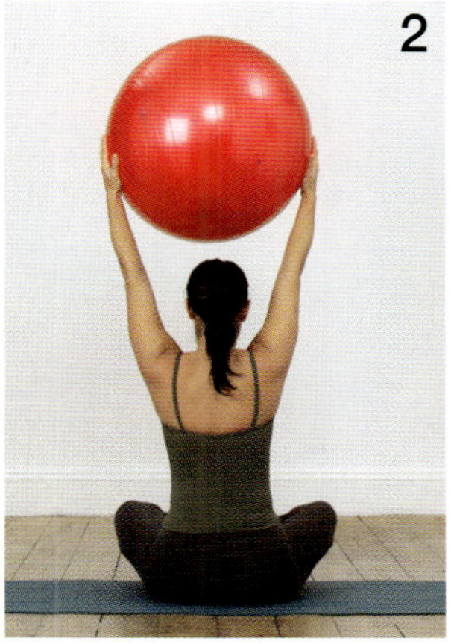
2

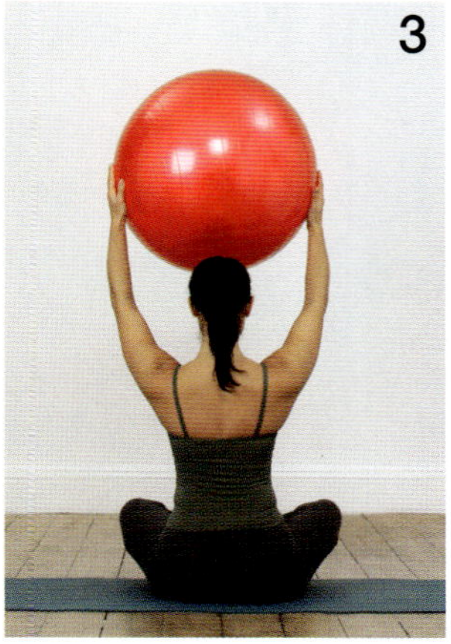
3

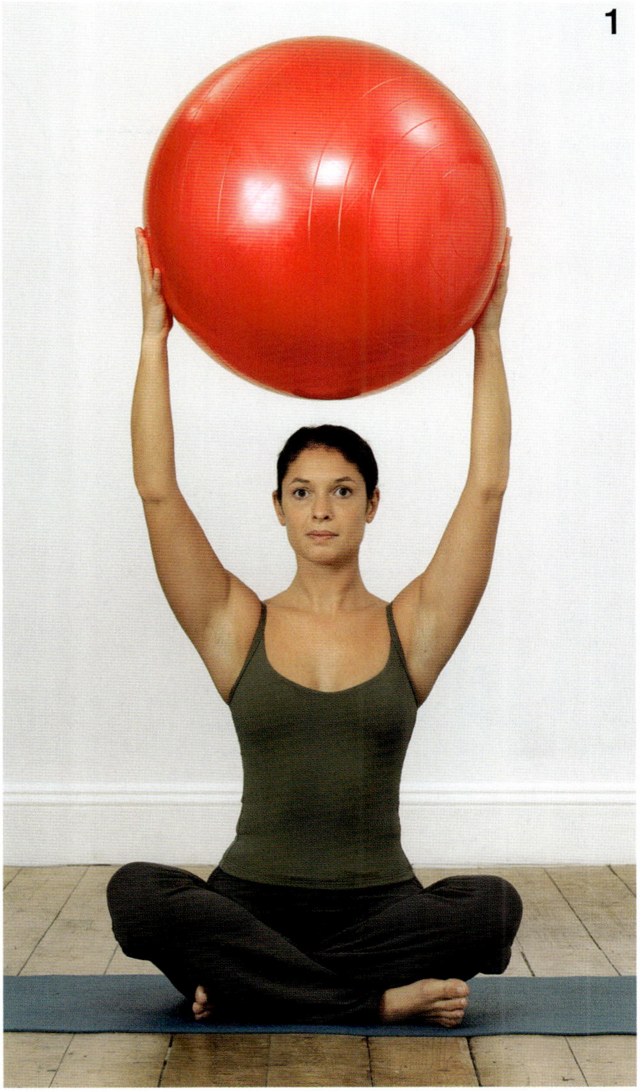
1

Heben und Senken der Schultern

1 Ausgangsposition: Im Schneidersitz den Ball mit leicht gerundeten Armen über den Kopf halten.

2 Einatmen: Den Ball höher heben, ohne die seitlichen Halsmuskeln anzuspannen.

3 Ausatmen: Ziehen Sie die Schulterblätter v-förmig herunter – nach unten Richtung Becken, nach innen Richtung Wirbelsäule. Achten Sie auf die Kontraktion der Muskeln, die dem Stabilisieren der Schultern dienen (siehe rechts).

4- bis 6-mal wiederholen.

Sie spüren, wie der Brustkorb sich öffnet, der Rücken sich weit, entspannt und gestützt anfühlt und sich der Abstand zwischen Schultern und Ohren verändert.

Falls Sie sich im Schneidersitz nicht wohl fühlen, weil er in Rücken und Hüften ein unangenehmes Gefühl verursacht, setzen Sie sich auf ein kleines Kissen.

Kapitel 3

Warm-up

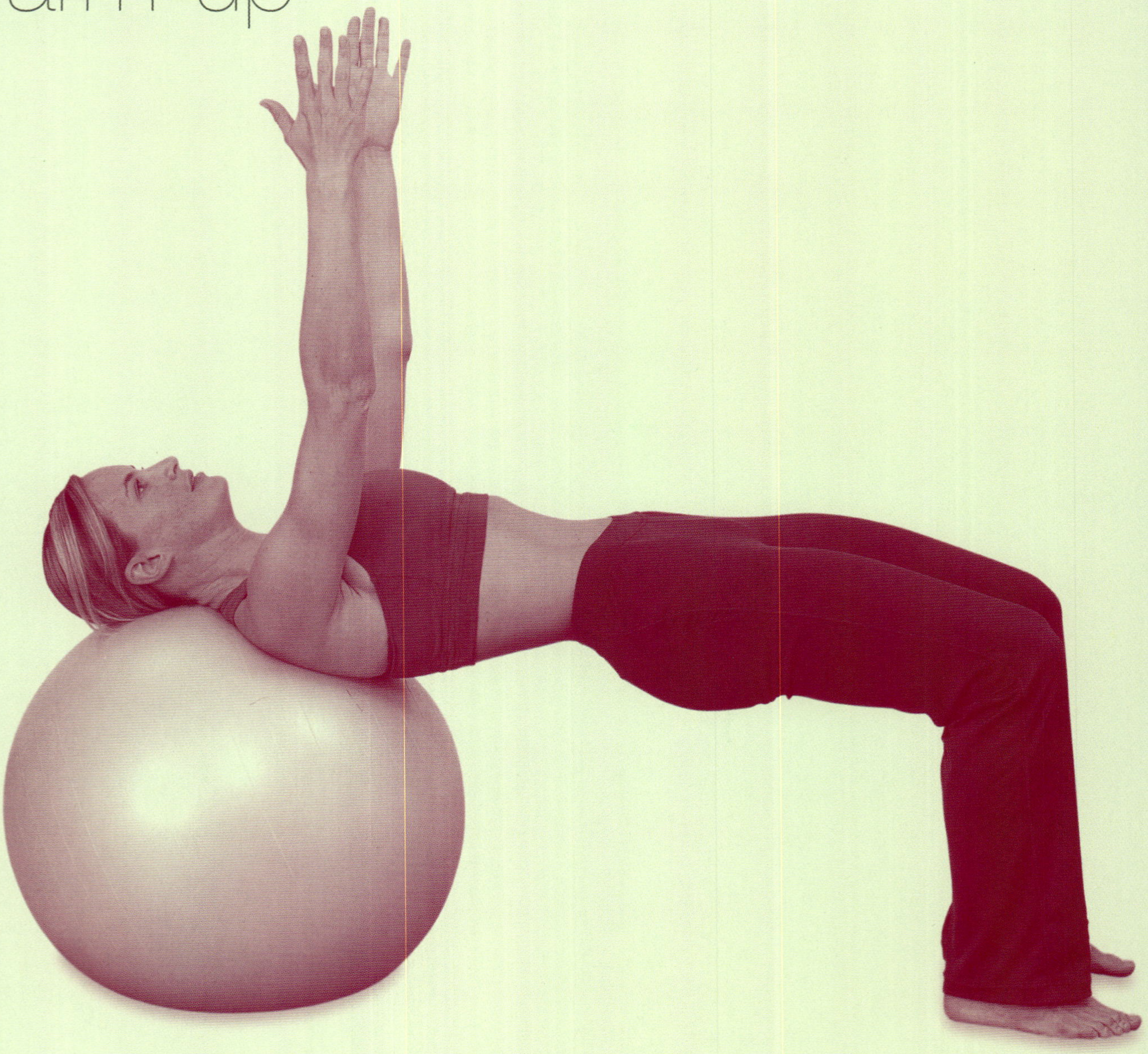

Es ist wichtig, dass Sie vor Ihrem Pilates-Training, Ihren Körper aufwärmen. Das Warm-up bereitet Sie mental und körperlich auf die folgenden Übungen vor und hilft, Verletzungen zu vermeiden. Es gilt, die Wirbelsäule, das Becken und alle Gelenke auf die Bewegungen vorzubereiten. Im mentalen Bereich kommt es darauf an, die Verbindung zwischen Körper und Geist herzustellen (siehe Kapitel 1). Das Warm-up erleichtert die Konzentration auf die Übungen und lässt die Informationen vom Gehirn reibungsloser und präziser in den Körper fließen. Das Warm-up wird Ihnen leicht fallen, wenn Ihnen die vorhergehenden Basisübungen bereits in Fleisch und Blut übergegangen sind.

Dieses Kapitel vermittelt Ihnen Warm-up-Übungen für das Pilates-Training auf dem Ball. Neueinsteiger sollten sich zunächst einige Wochen auf das Warm-up beschränken, weil damit auch die Grundprinzipien des Pilates-Trainings geübt werden. Sobald Sie die Übungen dieses Kapitels gut beherrschen, können Sie sich den schwierigeren Grundübungen zuwenden.

Hüfte lockern

Fokus: Beweglichkeit der Hüfte.

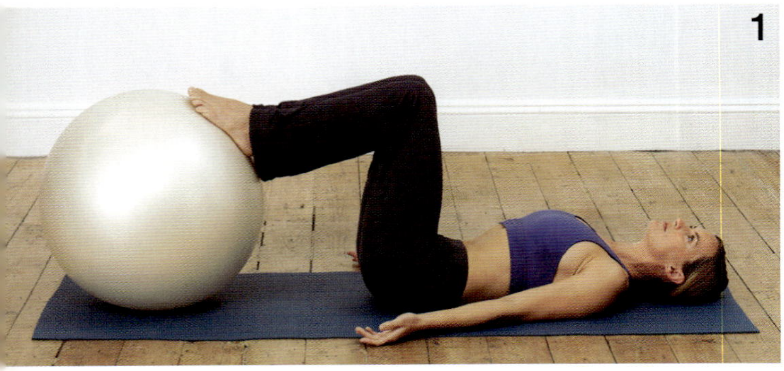

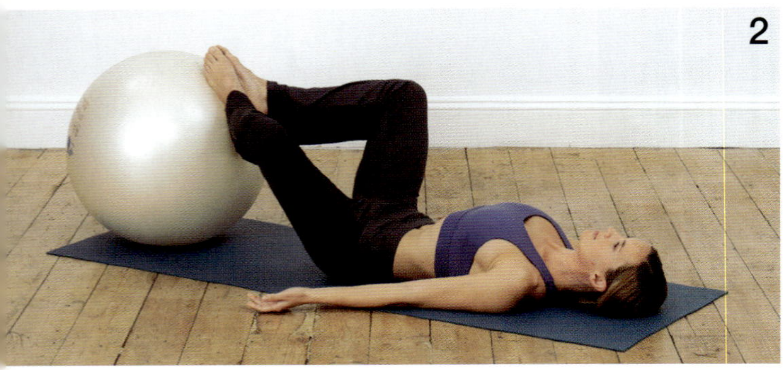

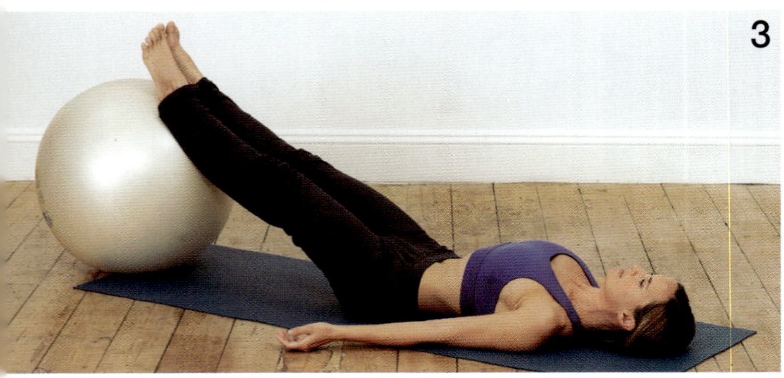

1 Ausgangsposition: Rückenlage, Beine angewinkelt, Knie geschlossen, Fußsohlen auf dem Ball, neutrales Becken, Arme neben dem Körper ausgestreckt.

2 Einatmen: Die Knie öffnen, bis die Fußsohlen aneinander liegen, und beginnen, die Beine ausstrecken; dabei rollt der Ball nach vorne. Die Hüfte entspannt und das Becken neutral halten. Stellen Sie sich vor, eine Schüssel mit Wasser steht auf Ihrem Unterbauch, und Sie versuchen, den Wasserspiegel völlig ruhig zu halten. Die Kernmuskeln aktivieren, um das Becken in neutraler Position zu halten.

3 Ausatmen: Die Beine strecken, bis sie parallel liegen. Den Ball mit den Beinen wieder in die Ausgangsposition rollen.

3- bis 5-mal wiederholen.

Die Kernmuskeln aktivieren, um das Becken in neutraler Position zu halten.

Wirbelsäulendrehung

Fokus: Beweglichkeit der Wirbelsäule bei Seitwärtsdrehungen.

1 Ausgangsposition: Rückenlage, die Beine liegen auf dem Ball, neutrales Becken, Arme neben dem Körper ausgestreckt.

Einatmen: Vorbereiten.

2 Ausatmen: Die Kernmuskeln aktivieren und mit den Beinen den Ball zur Seite rollen. Darauf achten, dass die der Drehrichtung entgegengesetzte Schulter sich nicht von der Matte löst. Der Brustkorb darf sich nicht mitbewegen. Kein Hohlkreuz machen.

Einatmen: Während des Einatmens die Position halten.

3 Ausatmen: Die unteren Bauchmuskeln anspannen und den Ball in die Ausgangsposition zurückrollen. Die Übung in die andere Richtung ausführen.

In beide Richtungen 3- bis 5-mal wiederholen.

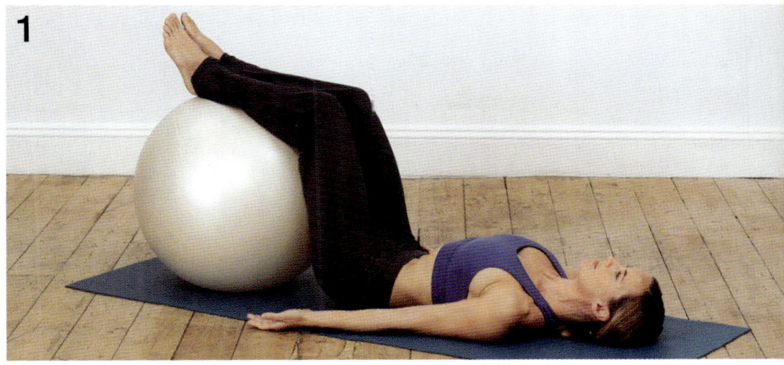

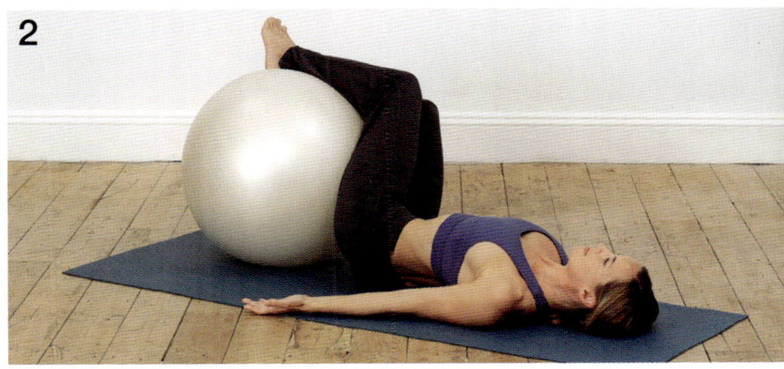

Den Brustkorb nicht herausdrücken oder anheben.

Die Verbindung zur Körpermitte beim Ein- und Ausatmen aufrecht erhalten.

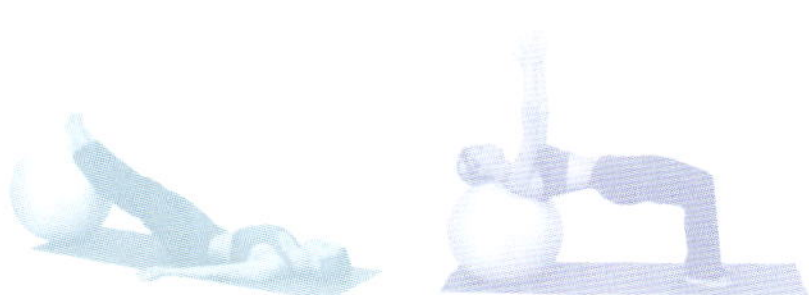

Hüftrolle

Fokus: Beweglichkeit der Wirbelsäule.

1 Ausgangsposition: Rückenlage, Beine angewinkelt, die Fußsohlen auf dem Ball, Arme neben dem Körper ausgestreckt.

Einatmen: Vorbereiten.

2 Ausatmen: Die Bauchmuskeln anziehen, um die Wirbelsäule zu stabilisieren. Lösen Sie Wirbel für Wirbel vom Boden, während Sie sich mit den Füßen am Ball abstützen. Das Gewicht ruht auf dem oberen Rücken, vermeiden Sie aber, den Nacken zu belasten – Sie sollten den Kopf problemlos heben können. Den Körper so weit anheben, dass sich Knie, Hüften und Schultern in einer Linie befinden. Aktivieren Sie die Bein- und Gesäßmuskeln, um die Hüfte in der Höhe zu halten und das Wegrollen des Balles zu verhindern. Es sollte sich anfühlen, als ob Sie das Steißbein in Richtung Kniekehle ziehen.

Einatmen: Position halten.

3 Ausatmen: Die Wirbelsäule langsam Wirbel für Wirbel zurückrollen, dabei sollte der Brustkorb entspannt sein. Stellen Sie sich vor, sie legen eine Perlenkette Perle für Perle auf dem Boden ab.

3- bis 5-mal wiederholen.

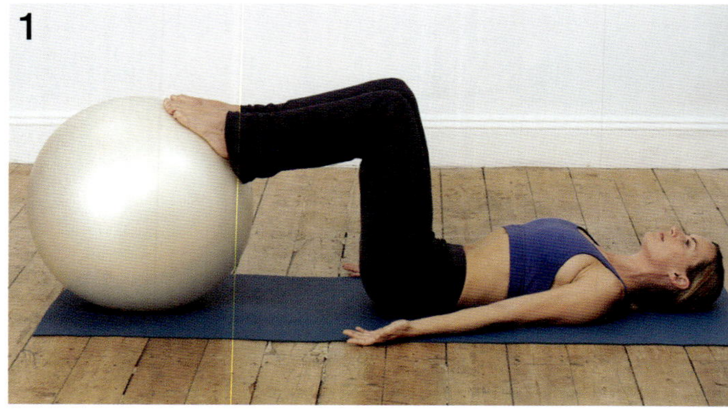

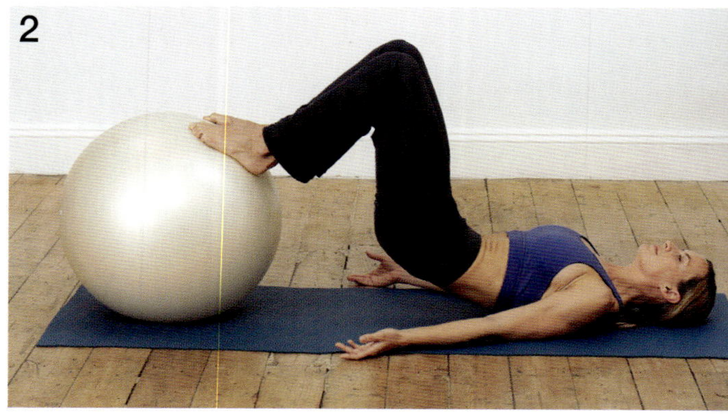

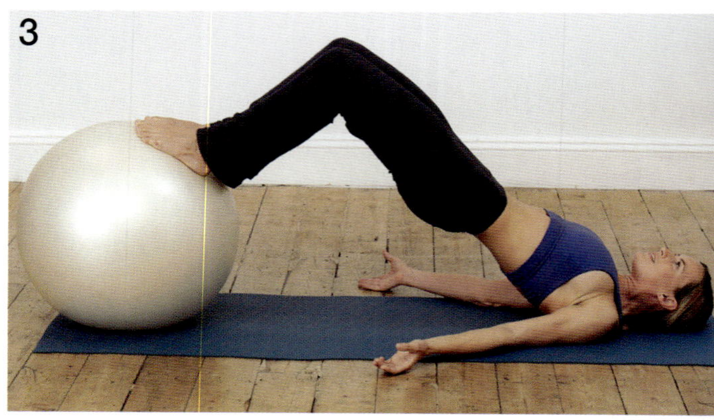

Schulterblätter isolieren

Fokus: Bewusstmachen der Schulterblätter – bewegen und stabilisieren.

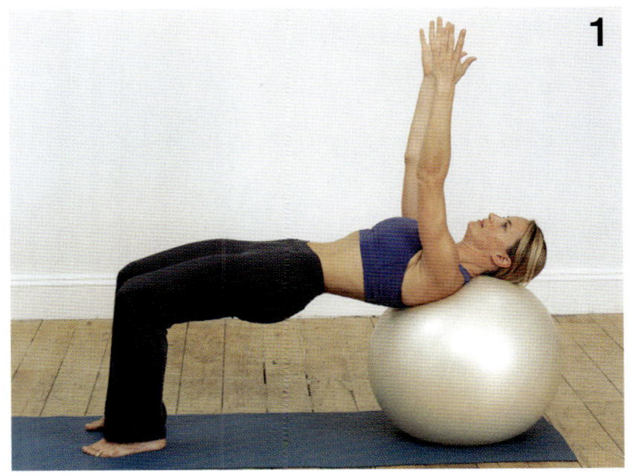

1 Ausgangsposition: Brücke in Rückenlage, neutrales Becken, Kernmuskeln aktiviert. Die Füße stehen hüftbreit unter den Knien. Die Arme zur Decke strecken, der Kopf ruht auf dem Ball. Bei Nackenverspannung den Kopf weiter nach hinten schieben.

Zusammenpressen

Einatmen: Pressen Sie die Schulterblätter zusammen.

Ausatmen: In die Ausgangsposition zurückkehren.

3- bis 5-mal wiederholen.

Öffnen

2 Einatmen: Die Arme Richtung Decke ziehen.

Austamen: In die Ausgangsposition zurückkehren.

3- bis 5-mal wiederholen.

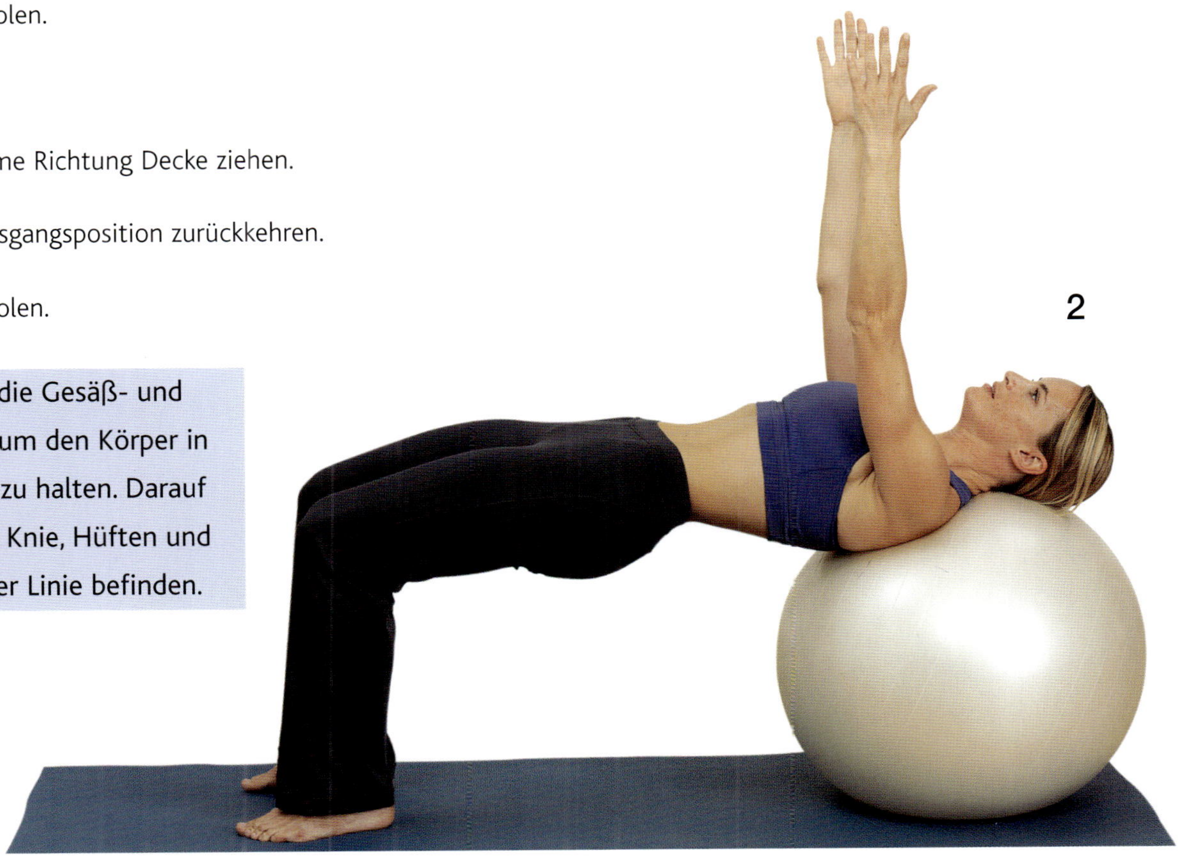

Aktivieren Sie die Gesäß- und Beinmuskulatur, um den Körper in der Brückenlage zu halten. Darauf achten, dass sich Knie, Hüften und Schultern in einer Linie befinden.

Armkreisen

Fokus: Schulterblätter stabilisieren, Schultern in neutrale Position bringen.

1 Ausgangsposition: Brücke in Rückenlage, neutrales Becken, Kernmuskeln aktiviert. Die Füße stehen hüftbreit unter den Knien. Die Arme liegen parallel zum Körper, der Kopf ruht auf dem Ball.

2 Einatmen: Heben Sie die Arme lang gestreckt über den Kopf, darauf achten, dass der Brustkorb entspannt bleibt.

3 Ausatmen: Die Arme in einer weiten Kreisbewegung zur Seite und wieder an den Körper führen. Die Ellbogen strecken, aber nicht verkrampft durchdrücken.

3- bis 5-mal wiederholen.

1

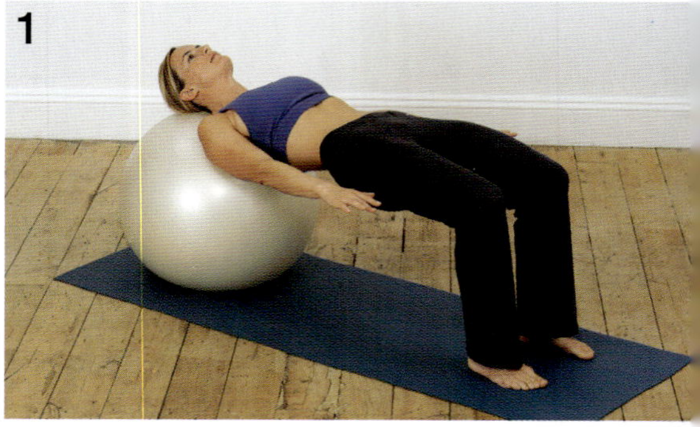

2

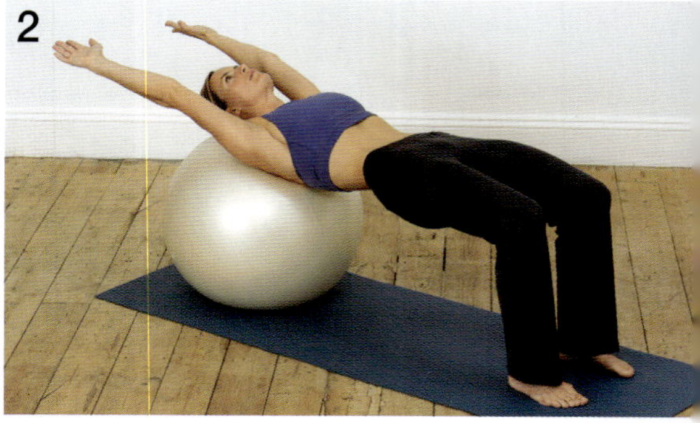

3

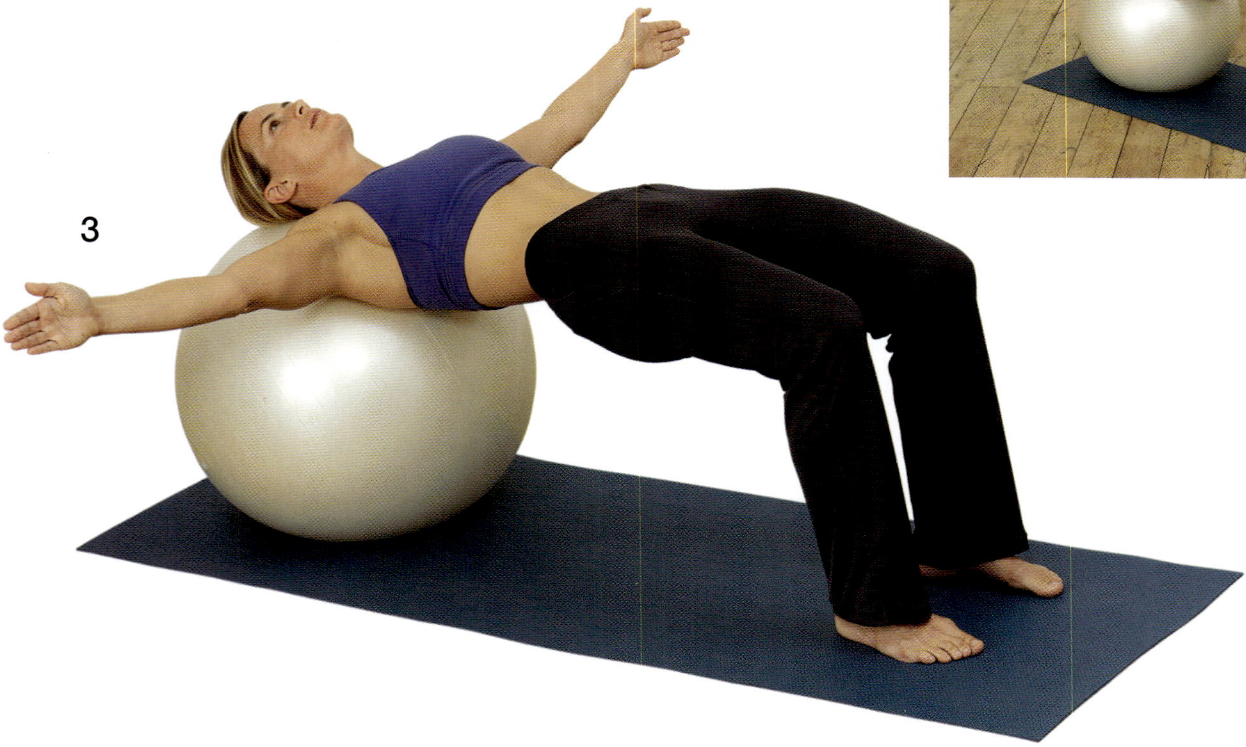

Den Brustkorb weiten

Fokus: Weiten – „öffnen" – des Brustkorbs.

1 Ausgangsposition: Brücke in Rückenlage, neutrales Becken, Kernmuskeln aktiviert. Die Füße stehen hüftbreit unter den Knien. Die Arme liegen parallel zum Körper, der Kopf ruht auf dem Ball.

2 Einatmen: Kreuzen Sie die Arme über dem Brustkorb, als ob Sie sich selbst umarmen wollten.

3 Ausatmen: Öffnen Sie die Arme in eine weiten Bewegung zur Seite. Darauf achten, dass der Oberkörper entspannt bleibt.

3- bis 5-mal wiederholen

1

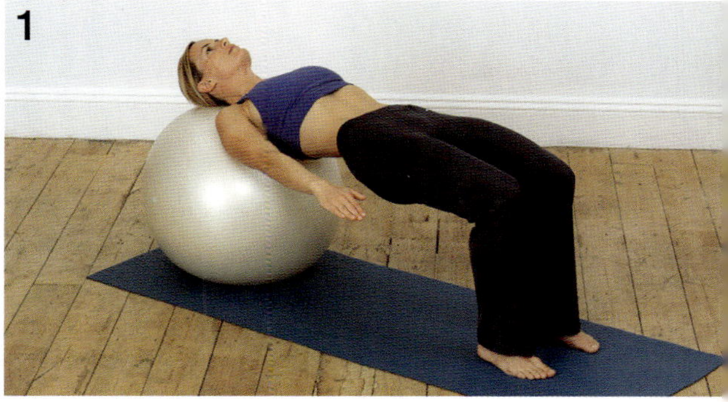

2

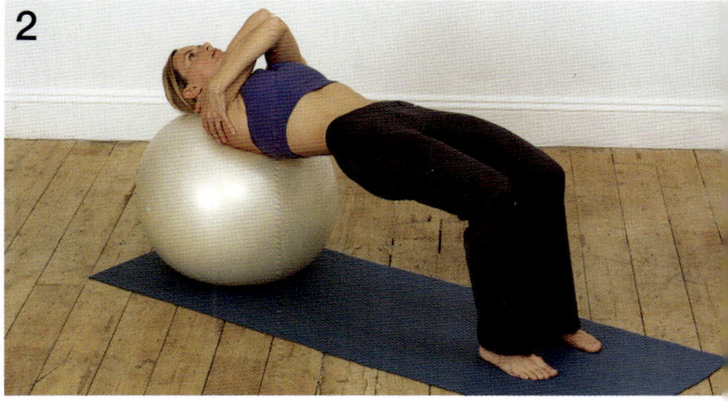

3

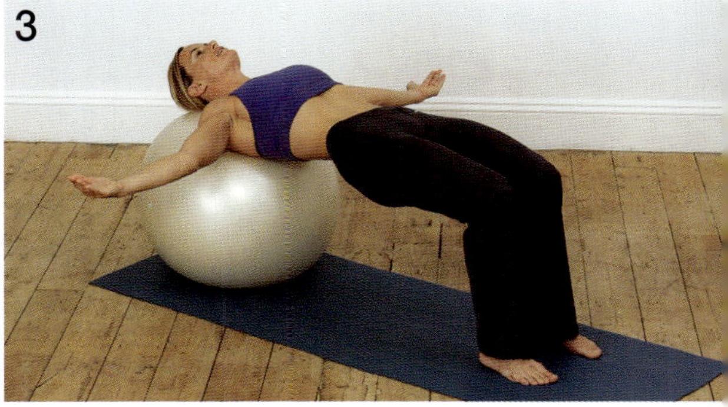

Da es sich bei den Basisübungen (Kapitel 2) um die Grundprinzipien des Pilates-Trainings handelt, sollten Sie diese in Ihr Warm-up immer einbeziehen. Richten Sie sich am besten nach dem Workout-Programm (siehe Seite 90 bis 95).

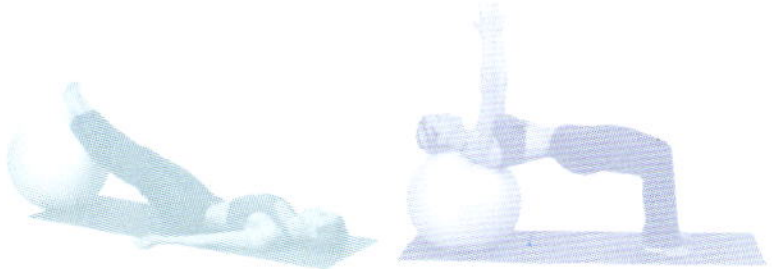

Kapitel 4

Grundübungen Level 1 (Anfänger)

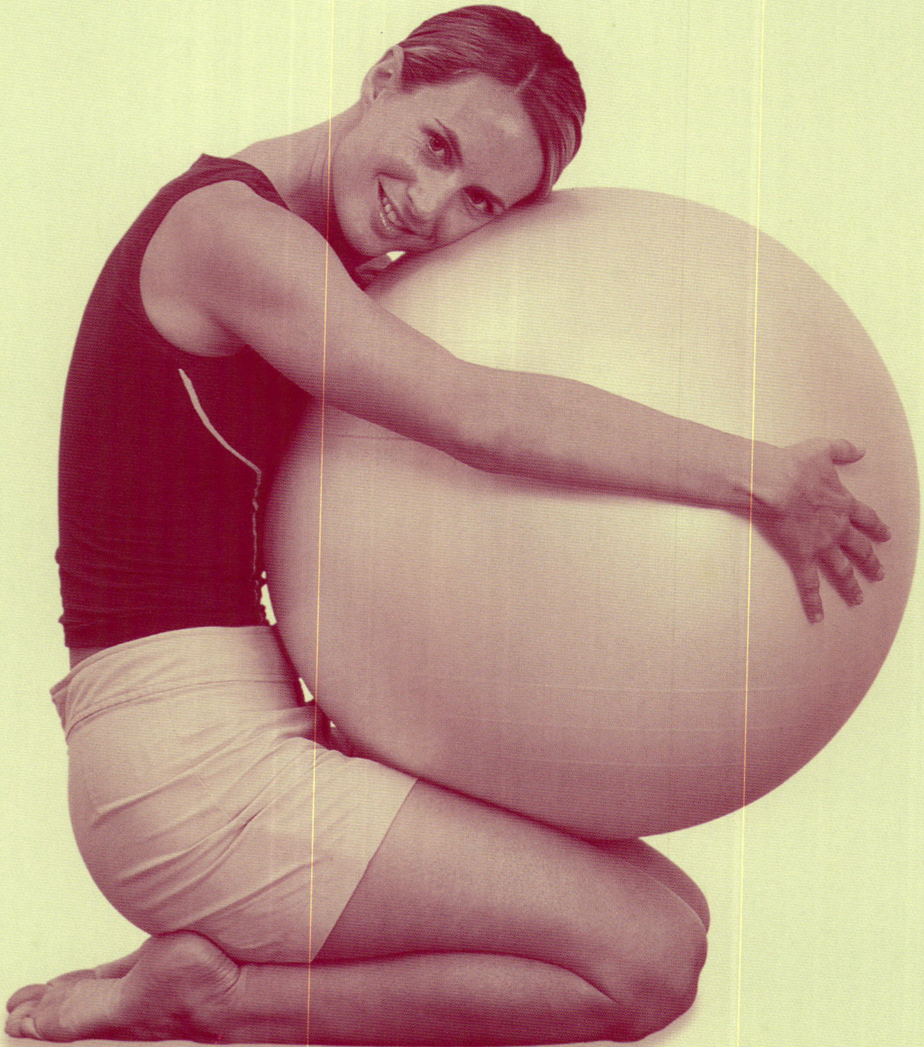

Wenn Sie die Basisübungen und Ihr Warm-up beherrschen, sind Sie bestens für die Grundübungen Level 1 vorbereitet. Ganz gleich, wie fit und durchtrainiert Sie sind, führen Sie diese Grundübungen unbedingt acht bis zehn Wochen lang dreimal wöchentlich aus. Die Übungen konzentrieren sich auf die Kernmuskeln und die Bewegung der Wirbelsäule und bilden damit ein sehr wichtiges Aufbautraining. Orientieren Sie sich an dem Workout-Programm (Seite 90 bis 95), damit Ihr Training ausgewogen ist. Sie müssen aber keineswegs das gesamte Programm abarbeiten. Es ist immer angegeben, was mit der einzelnen Übung erreicht werden soll, wobei alle die Kernmuskeln und Schultern berücksichtigen.

Entspannen Sie sich, bevor sie mit den Übungen beginnen. Konzentrieren Sie sich auf Ihren Körper: Fühlt sich Ihr unterer Rücken verspannt an, überprüfen Sie die Ausgangsposition – vor allem die neutrale Position des Beckens. Schmerzen Ihre Knie, wenn Sie vor dem Ball knien oder verspannt sich Ihr Nacken in Rückenlage, legen Sie sich ein flaches Kissen unter.

Beine auf dem Ball

Fokus: Beweglichkeit der Wirbelsäule.

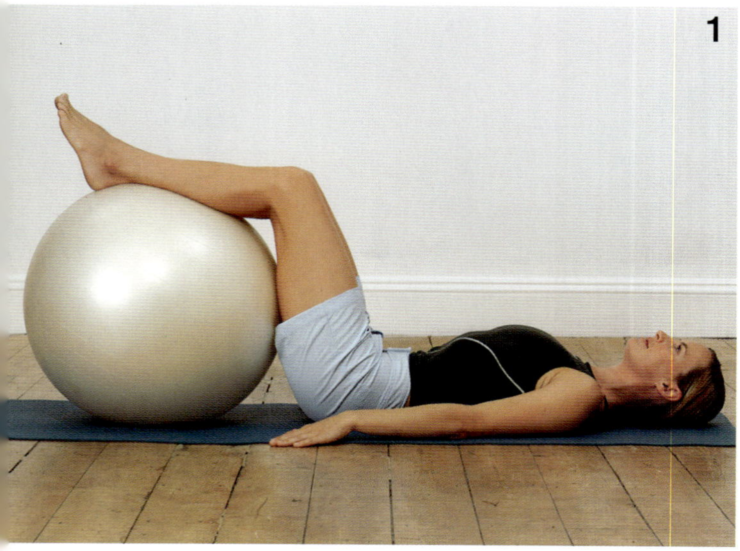

1 Ausgangsposition: Rückenlage, die Beine ruhen auf dem Ball; neutrales Becken, Arme neben dem Körper ausgestreckt, langer Hals (eventuell ein Kissen unter den Kopf legen).

Die Beine nur leicht öffnen, sodass die Fersen in etwa handbreitem Abstand liegen, das heißt, die Füße dürfen nicht zu weit auseinander liegen.

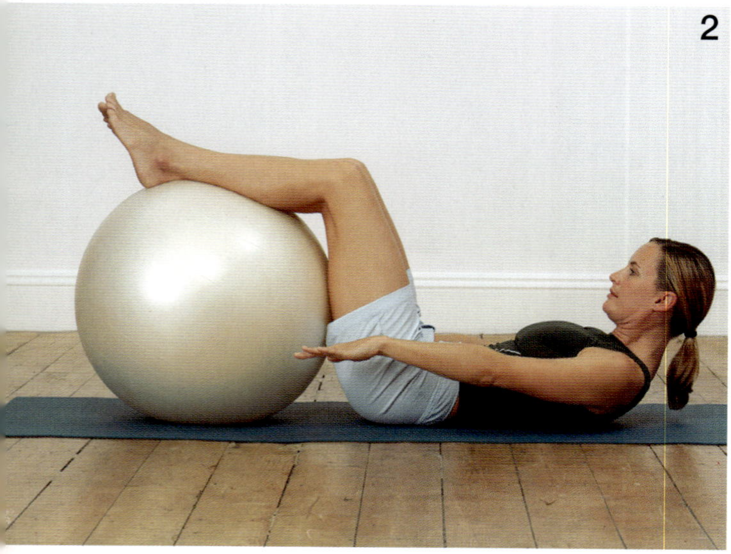

Einatmen: Den Kopf heben, dabei soll der Nacken lang bleiben und das Kinn sich leicht zum Brustkorb senken (wie beim Kopfnicken). Das Kinn nicht zu stark nach unten drücken und den Hals nicht überdehnen.

Außer den Kernmuskeln (Beckenboden und querer Bauchmuskel) aktivieren Sie bei dieser Übung den geraden Bauchmuskel (das „Sixpack") und die schrägen Bauchmuskeln an den Körperseiten, um die Wirbelsäule anzuheben.

Kopf und Schultern nicht zu hoch anheben. Darauf achten, dass Sie während der ganzen Übung das Becken neutral halten. Aktivieren Sie den queren Bauchmuskel, damit sich die Bauchmuskulatur nicht wölbt. Gesäßmuskeln und Hüftbeuger sollten entspannt bleiben. Wenn sie angespannt werden, beeinträchtigen sie Ihre neutrale Position.

2 Ausatmen: Ziehen Sie die Schulterblätter Richtung Becken, um die Schultern zu stabilisieren, als ob Sie mit den Fingerspitzen die Zehen erreichen wollten. Die Bauchmuskeln aktivieren. Während Sie den Kopf und die Wirbelsäule vom Boden lösen, heben Sie die Arme so parallel zum Körper, dass sie sich auf gleicher Höhe mit den Schultern befinden. Darauf achten, dass das Becken in neutraler Position liegt – Hüftknochen und Schambein sollten auf einer Ebene liegen. Die Schulter weit geöffnet halten und die Augen auf die Knie richten. Stellen Sie sich vor, Sie halten ein rohes Ei zwischen Kinn und Brust.

Einatmen: Beim Einatmen die Position halten.

3 Ausatmen: Das Kinn gesenkt halten, die Augen geradeaus richten und langsam Schultern und Kopf auf den Boden senken. Darauf achten, dass der Brustkorb sich beim Absenken nicht wölbt.

5- bis 10-mal wiederholen.

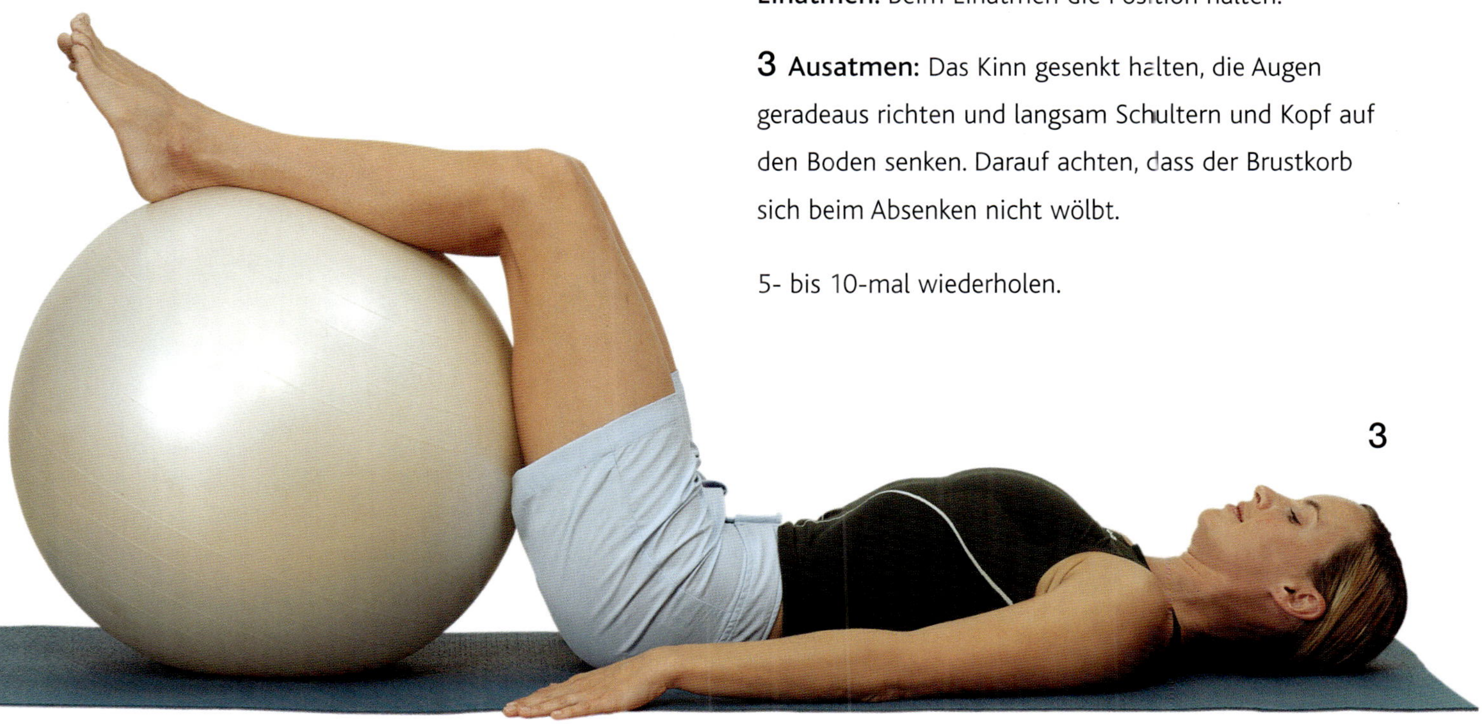

3

Brustschwimmen Level 1

Fokus: Dehnung der Wirbelsäule.

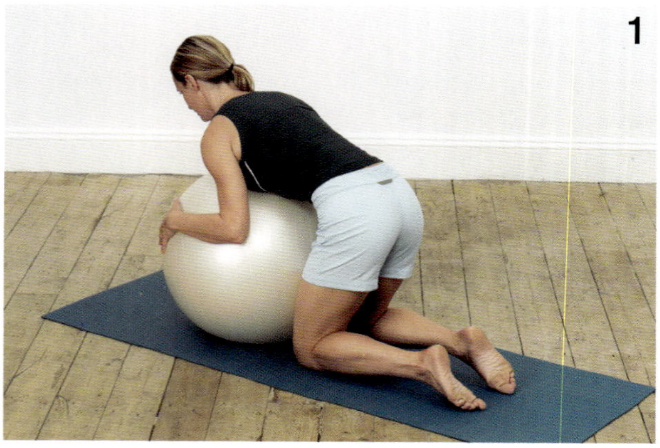
1

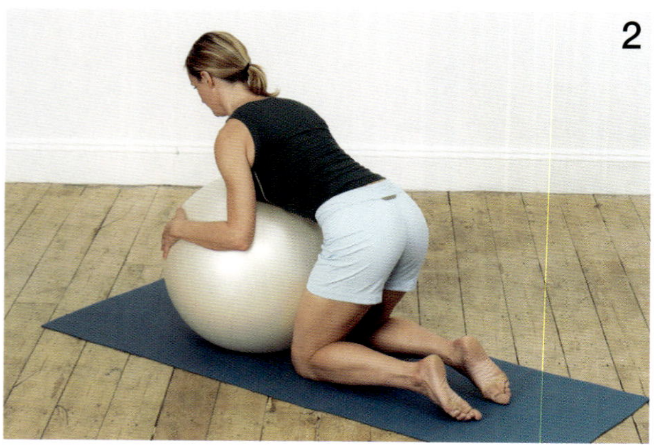
2

1 Ausgangsposition: Knien sie vor dem Ball, und legen Sie Ihren Oberkörper auf den Ball. Becken neutral. Den Ball mit angewinkelten Armen umfassen.

Einatmen: Vorbereiten.

2 Ausatmen: Die Kernmuskeln aktivieren, die Schulterblätter nach unten und leicht zusammenziehen (in einer v-förmigen Bewegung in Richtung Wirbelsäule und Steißbein. Mit der Schulterblattbewegung heben sich die Schultern vom Ball. Kopf und Hals folgen dabei der Linie der Brustwirbelsäule. Lassen Sie den Blick gesenkt. Wenn Sie den Kopf heben, um den Blick nach vorne zu richten, wird die harmonische Linie von Kopf und Wirbelsäule beeinträchtigt. Der Hals bzw. Nacken muss lang bleiben.

Einatmen: Position halten.

Ausatmen: Den Oberkörper auf dem Ball ablegen.

5- bis 10-mal wiederholen.

Der Schwerpunkt dieser Übung liegt auf der Wirbelsäule – vom Kopf bis zum unteren Rücken. Die Kernmuskeln (Beckenboden und querer Bauchmuskel) müssen aktiviert sein, um den unteren Rücken zu unterstützen.

Muschel

Fokus: Muskelverspannungen lösen.

1 Ausgangsposition: Vor dem Ball knien, auf die Fersen setzen und den Ball fest in die Arme nehmen.

Einatmen: Vorbereiten.

2 Ausatmen: Nach vorne beugen, bis der Ball auf dem Boden liegt. Dabei hebt sich der Po von den Fersen.

Einatmen: In die Ausgangsposition zurückkehren.

3- bis 5-mal wiederholen.

Beim Einatmen darauf achten, dass Sie intensiv in den Brustkorb atmen – nach hinten und nach beiden Seiten.

1

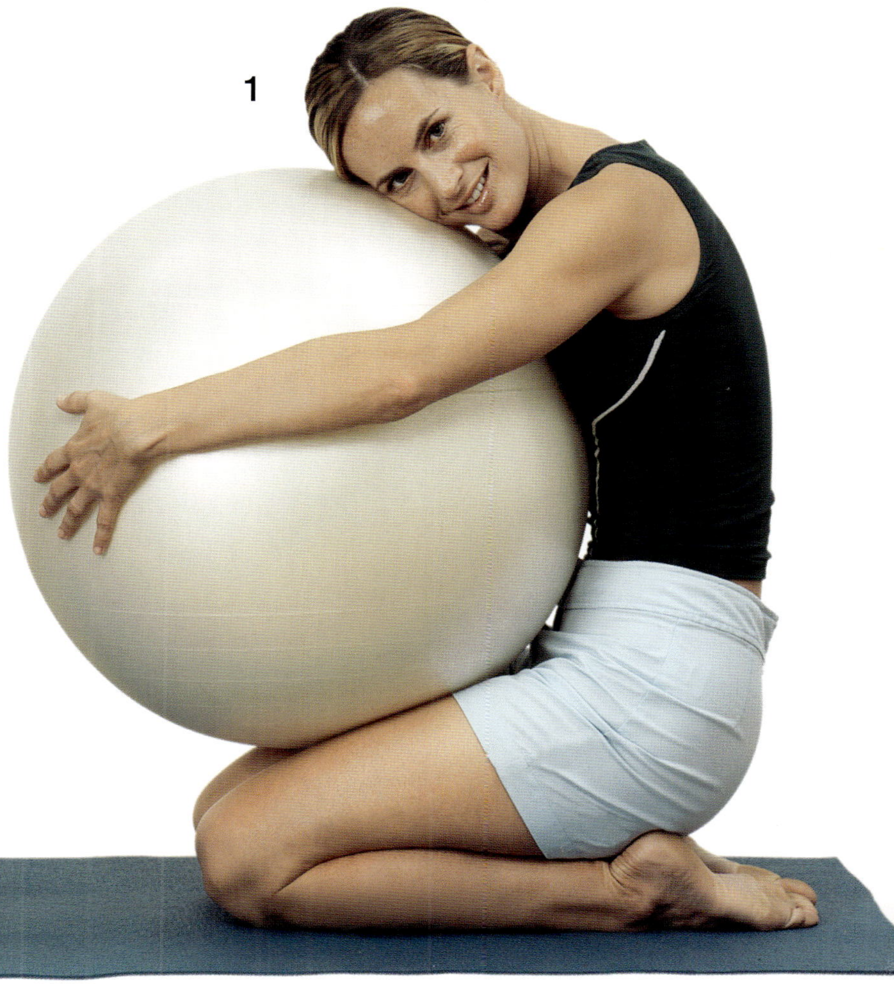

2

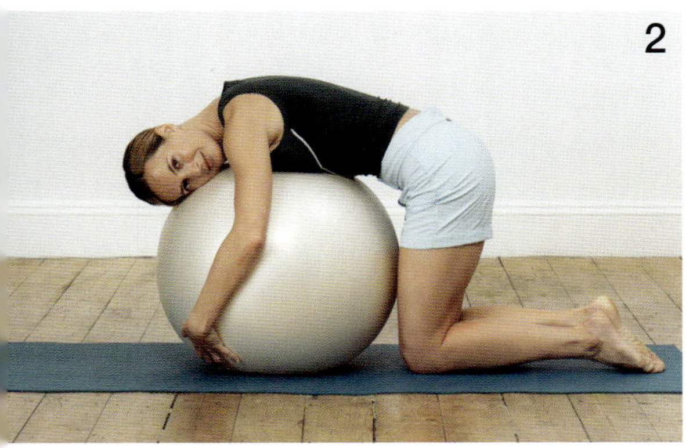

Die Hundert (auf dem Ball sitzend)

Fokus: Stärkung der Bauchmuskulatur, Koordination von Armbewegung und Atmung.

1 Ausgangsposition: Setzen sie sich auf den Ball, das Becken ist neutral, die Füße stehen hüftbreit, und die Arme hängen herab. Wichtig: Beim Ein- wie beim Ausatmen bis 5 zählen und mit den Armen 5-mal pumpen. Stellen Sie sich vor, dass Sie einen Ball mit kurzen leichten Schlägen nach hinten wegschlagen.

2 Einatmen: Bis 5 zählen und dabei wie oben beschrieben mit den Armen pumpen.

3 Ausatmen: Bis 5 zählen, dabei die Arme wie oben weiterbewegen.

10-mal wiederholen. Das entspricht 100 Armschlägen.

Achten Sie darauf, dass Sie während der Armbewegungen aufrecht sitzen und ihre Wirbelsäule neutral ist (ihrer natürlichen Form folgend). Das Schwierige an der Übung ist, den Körper während der Armbewegungen still zu halten. Sie müssen deshalb Ihre Kernmuskeln (Beckenboden und querer Bauchmuskel) hochkonzentriert aktiviert halten. Und die Schultern stabilisieren.

1

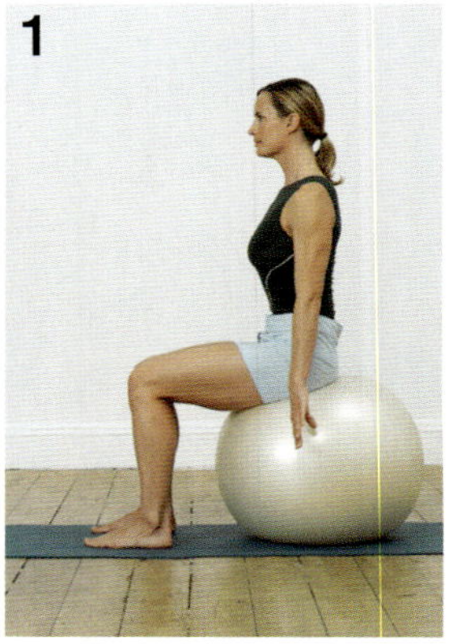

2

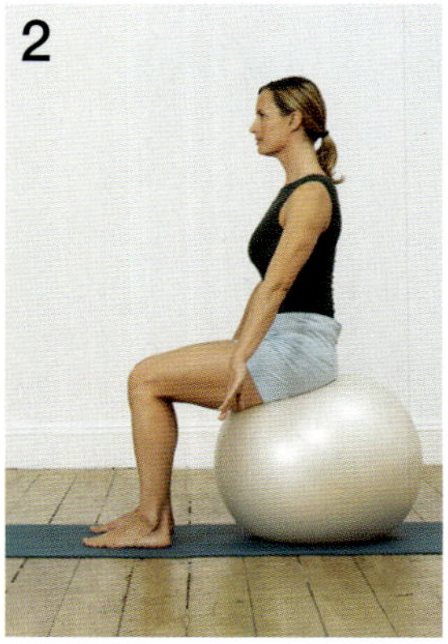

3

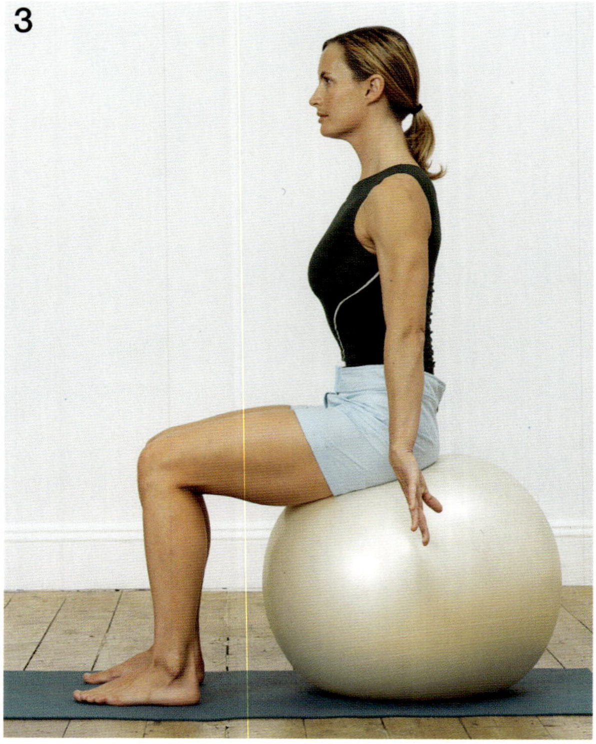

Halbe Rolle rückwärts

Fokus: Dehnung des unteren Rückens, das Becken von den Oberschenkelknochen wegziehen.

1 Ausgangsposition: Setzen Sie sich auf den Ball, das Becken ist neutral, der Oberkörper leicht nach vorne geneigt, die Arme sind in Schulterhöhe ausgestreckt, die Füße stehen hüftbreit. Den Nacken lang halten. Darauf achten, dass die Schultern nicht hochgezogen sind.

Einatmen: Vorbereiten.

2 Ausatmen: Setzen Sie die Bauchmuskulatur ein, um den Ball so unter sich zu ziehen, dass das Kreuzbein sich auf den Ball senkt. Stellen Sie sich vor, dass Farbe auf Ihrem Kreuzbein ist, die Sie auf den Ball auftragen wollen. Während Sie nach hinten abrollen, richtet sich Ihr Blick nach vorne. Die Schultern nicht hochziehen und darauf achten, dass sie stabilisiert sind.

Einatmen: Rollen Sie mithilfe der Bauchmuskulatur in die Ausgangsposition zurück.

5- bis 8-mal wiederholen.

1

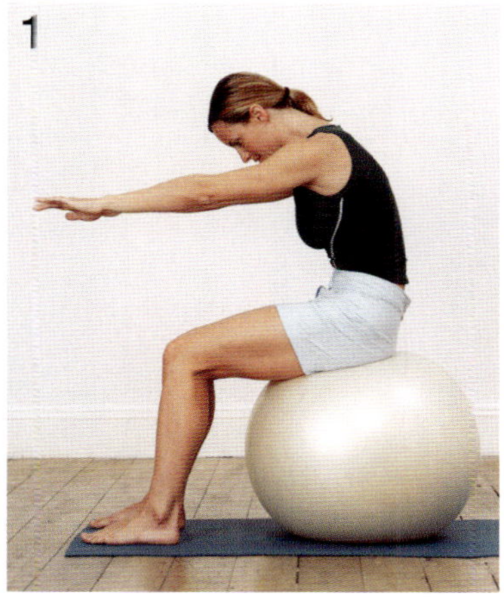

2

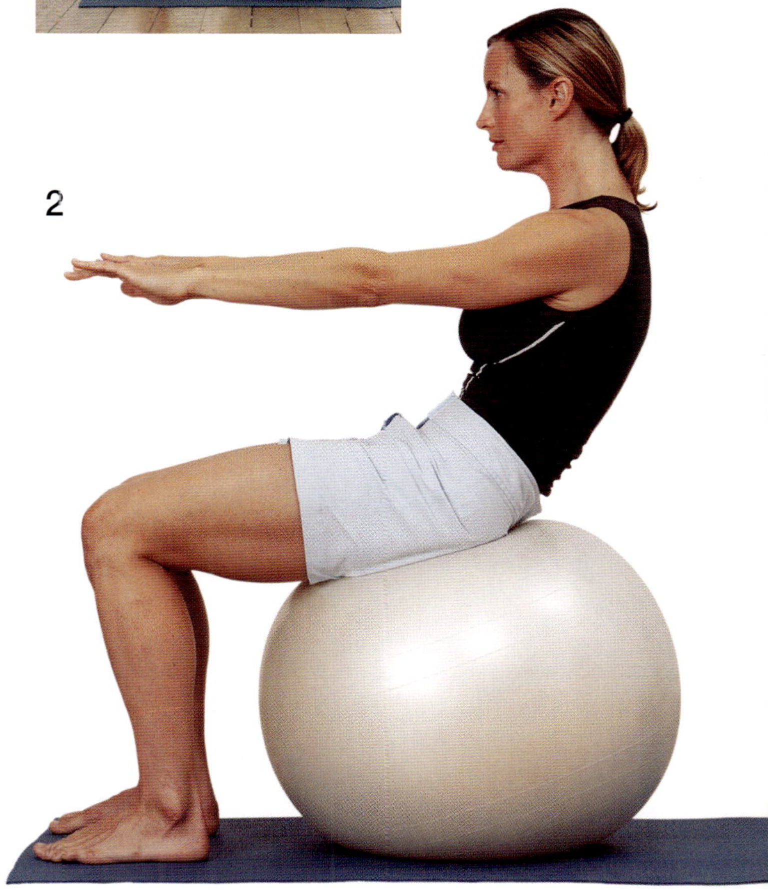

Beim Zurückrollen sollten Sie das Gefühl haben, dass die Hüfte sich öffnet. Darauf achten, dass die Wirbelsäule während der ganzen Bewegung in einer C-Form bleibt.

Roll up vorbereiten

Fokus: Beugung der Wirbelsäule.

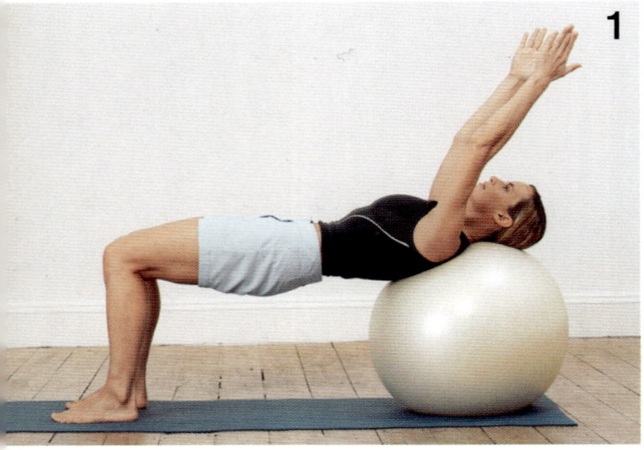
1

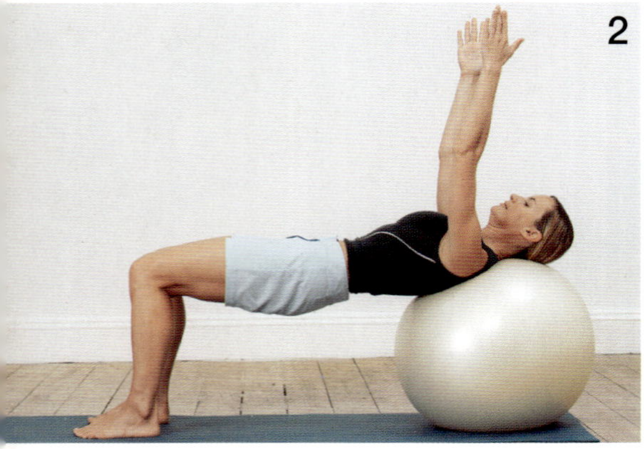
2

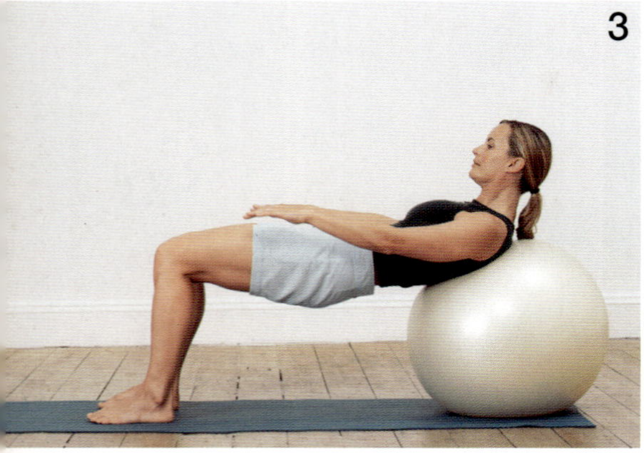
3

1 Ausgangsposition: Brücke in Rückenlage, neutrales Becken, die Arme in die Höhe strecken, sodass die Hände über dem Kopf stehen, ohne den Brustkorb zu heben. Die Füße stehen hüftbreit direkt unter den Knien.

2 Einatmen: Die Arme in die Senkrechte führen. Darauf achten, dass der Hals lang ist, denn diese Bewegung geht von den beiden obersten Halswirbeln, nicht von allen sieben aus.

3 Ausatmen: Die Bauchmuskeln aktivieren. Den Kopf mit langem Hals heben und die Schultern vom Ball lösen, dabei die Arme langsam von oben nach unten auf den Körper führen, als ob sie mit den Fingerspitzen die Knie erreichen wollten. Darauf achten, dass Hüften und Knie in einer Linie liegen, und setzen Sie die Gesäß- und Oberschenkelmuskeln ein, um die Rückenlage zu stabilisieren. Richten Sie den Blick geradeaus nach vorne.

Einatmen: Position beibehalten, aber die Arme zu den Ohren führen.

Ausatmen: Kopf und Schulter wieder auf den Ball ablegen.

5- bis 8-mal wiederholen.

Beachten Sie die Tipps für den sicheren Umgang mit dem Ball (Seite 10). Die Brücke in Rückenlage ist eine schwierige Position, da der Ball wenig Stütze bietet und vor allem die Gesäß- und Oberschenkelmuskeln dafür sorgen müssen, die Position beizubehalten.

Wirbelsäulendrehung

Fokus: Drehung der Wirbelsäule.

1 Ausgangsposition: Setzen Sie sich auf den Ball. Das Becken ist neutral, die Füße stehen hüftbreit fest auf dem Boden, die Arme sind vor der Brust gekreuzt. Das Kinn ist genau auf die Körpermitte ausgerichtet.

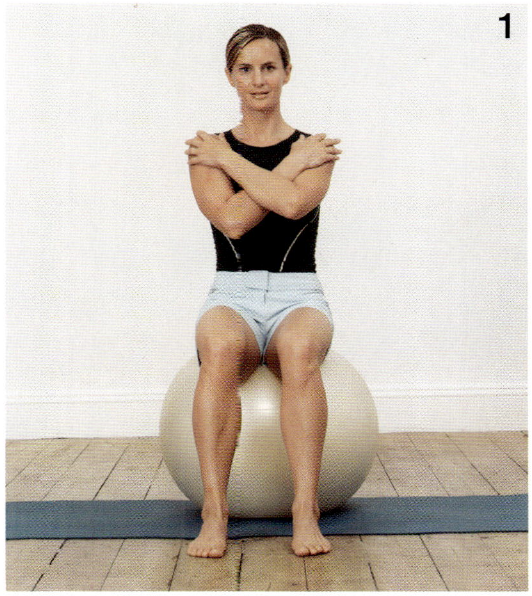

Einatmen: Vorbereiten.

2 Ausatmen: Halten Sie während der Drehbewegung die Kernmuskeln aktiviert. Konzentrieren Sie sich auf die Kontraktion der schrägen Bauchmuskeln. Denken Sie daran, dass der rechte äußere schräge Bauchmuskel (unterhalb des Brustkorbs) und der linke innere schräge Bauchmuskel (oberhalb des Hüftknochens) Sie nach links ziehen und die entsprechenden gegenüberliegenden Muskeln nach rechts. Darauf achten, dass die Schultern in einer Linie liegen und stabilisiert sind. Wenden Sie den Kopf langsam zur Seite.

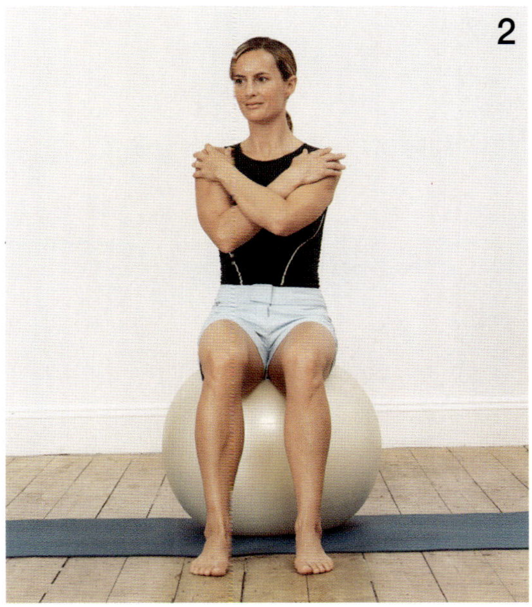

Einatmen: In die Ausgangsposition zurückkehren.

Ausatmen: Den Kopf zur anderen Seite drehen.

3- bis 5-mal in jede Richtung wiederholen.

Die Knie dürfen sich nicht bewegen und müssen auf gleicher Höhe bleiben; anderenfalls befindet sich Ihr Becken nicht in der neutralen Position.

Kreisen mit einem Bein

Fokus: Beweglichkeit der Hüfte.

1 Ausgangsposition: Legen Sie sich auf den Rücken, das Becken ist neutral. Ein Bein anwinkeln, der Fuß steht flach auf dem Boden. Den anderen Fuß ans obere Schienbein des am Boden stehenden Beines so anlegen, dass das Knie senkrecht über der Hüfte steht. Halten Sie den Ball in beiden Händen, und strecken Sie die Arme senkrecht nach oben. Darauf achten, dass die Schultern stabilisiert sind und in einer Linie liegen. Stellen Sie sich vor, wie Sie nun mit dem Knie einen Kreis an der Decke ziehen.

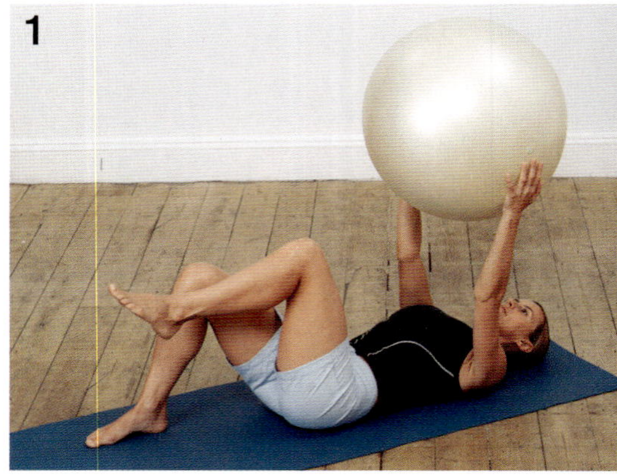

2 Einatmen: Während der ersten Kreishälfte führen Sie das Knie zur Körpermitte.

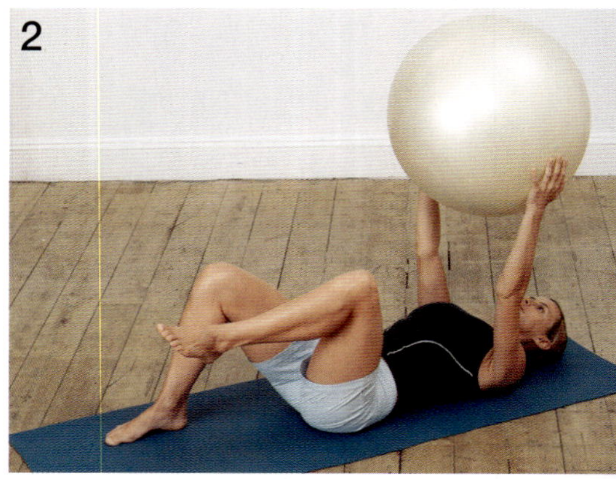

3 Ausatmen: Für die zweite Kreishälfte führen Sie das Knie bis zur Körperflanke und in die Ausgangsposition zurück. Der Fuß löst sich dabei vom Schienbein. Darauf achten, dass während der gesamten Übung das Becken in seiner neutralen Position bleibt und die Kernmuskeln aktiviert sind. Stellen Sie sich vor, dass eine Schüssel mit Wasser auf Ihrem Unterleib steht und Sie den Wasserspiegel ruhig halten wollen. Führen Sie den Kreis so klein aus wie nötig, um das Becken ruhig zu halten.

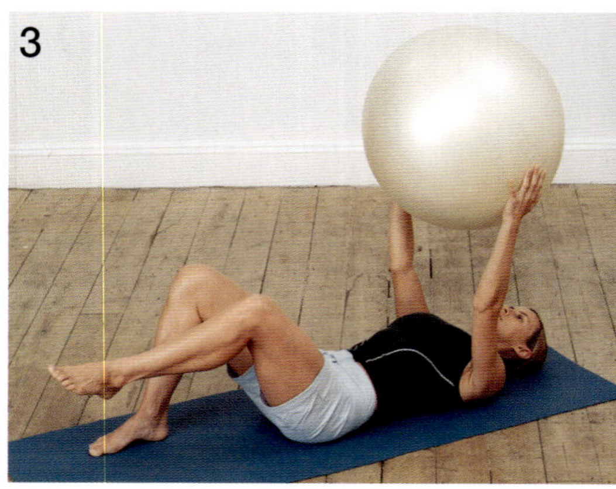

5-mal mit dem einen Bein in jede Richtung kreisen, dann die Übung mit dem anderen Bein 5-mal wiederholen.

Das kreisende Bein entspannen. Stellen Sie sich vor, die Oberschenkelknochen schwimmen im Hüftgelenk.

Beindehnung

Fokus: Stabilisierung des Beckens bei einseitiger Bewegung (hier: Bewegen eines Beines).

1 Ausgangsposition: Legen Sie sich mit neutralem Becken auf den Rücken. Der Fuß des rechtwinklig abgebogenen Beines liegt flach auf dem Ball. Das andere Bein ist senkrecht in die Höhe gestreckt. Die Arme liegen entspannt neben dem Körper, der Kopf ruht mit langem Hals auf dem Boden (eventuell ein kleines Kissen unterlegen).

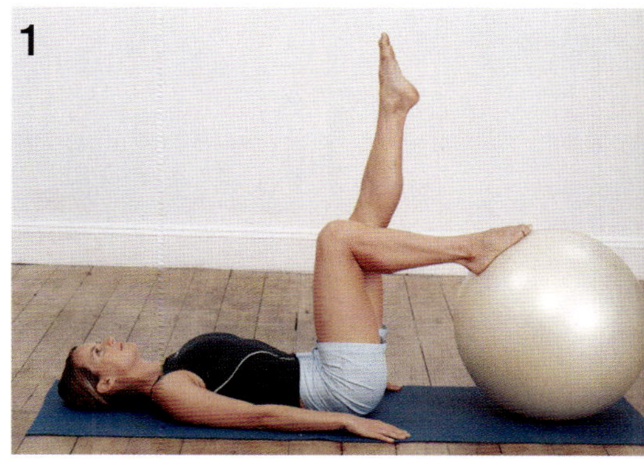

Einatmen: Vorbereiten.

2 Ausatmen: Die Kernmuskeln aktivieren. Das senkrechte Bein abwinkeln und den Fuß auf den Ball pressen, während sich das angewinkelte Bein in die Höhe streckt. Stellen Sie sich vor, Sie wollten mit dem Fuß den Ball niederdrücken. Spüren Sie, wie Gesäß und Oberschenkel in Aktion treten.

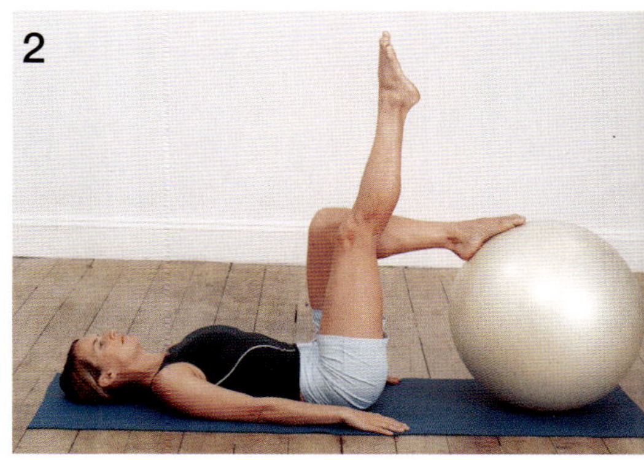

Einatmen: Mit dem Beinwechsel beginnen.

3 Ausatmen: Den Beinwechsel vollenden, bis Sie wieder in der Ausgangsposition sind.

8- bis 10-mal wiederholen.

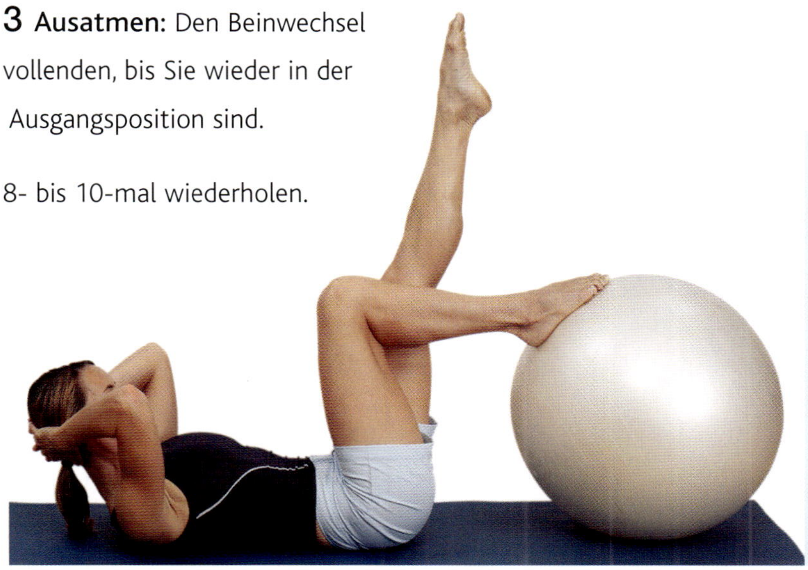

Um die Übung etwas schwieriger zu gestalten, heben Sie den Kopf und die Schultern während des Beinwechsels vom Boden. Stützen Sie dabei den Kopf, indem Sie beide Hände an den Hinterkopf legen. Halten Sie den Hals während des gesamten Bewegungsablaufes lang und entspannt. Richten Sie den Blick auf Ihre Oberschenkel.

Den Ball heben (Rückenlage)

Fokus: Beugen der Lendenwirbelsäule.

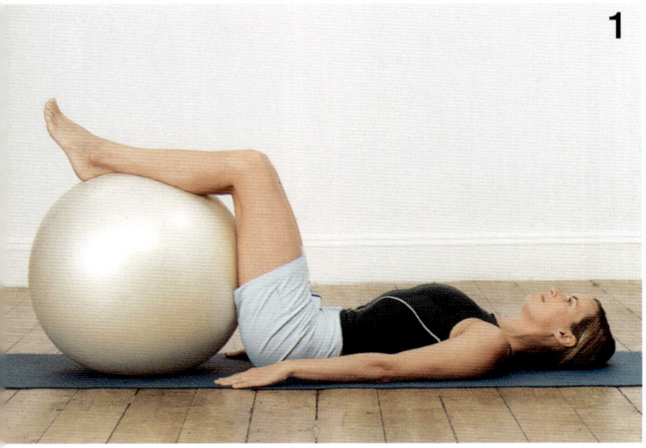

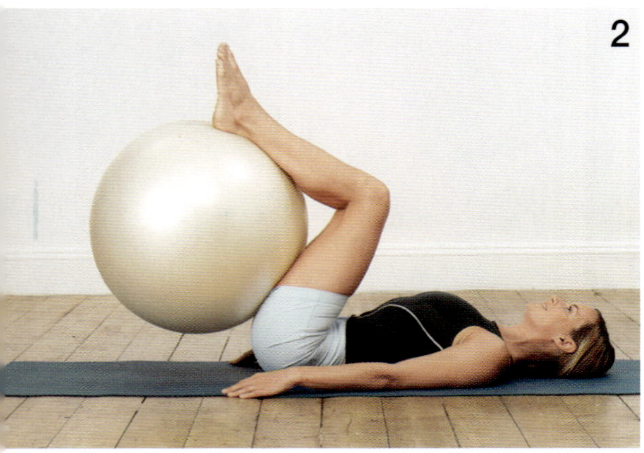

1 Ausgangsposition: Legen Sie sich auf den Rücken, das Becken ist neutral, beide Beine liegen angewinkelt auf dem Ball. Die Arme ruhen ausgestreckt neben dem Körper.

Einatmen: Vorbereiten.

2 Ausatmen: Aktivieren Sie die Bauchmuskeln, um die Wirbelsäule auf den Boden zu drücken. Heben Sie mit den Beinen den Ball, und ziehen Sie die Knie sanft zur Brust hin. Darauf achten, dass die Schultern in einer Linie liegen und der Hals lang ist. Den Ball nur so hoch heben, wie es Ihnen angenehm ist. Darauf achten, dass Sie ausschließlich die Bauchmuskulatur einsetzen, um die Bewegung auszuführen. Nicht die Arme fest in den Boden pressen, um den Ball hochzubekommen.

Einatmen: In die Ausgangsposition zurückkehren.

6- bis 8-mal wiederholen.

Ziehen Sie die Gesäßmuskeln und die rückwärtigen Oberschenkelmuskeln konzentriert an, um den Ball in die Höhe zu heben. Arbeiten Sie nicht zu intensiv mit den Hüftbeugern.

Das Stabilisieren des Beckens bedeutet beim Pilates-Training ein leichtes Neigen der Hüften, das die Hüftknochen und das Schambein näher zueinander bringt. Dies sollen allein die schrägen und der gerade Bauchmuskel bewirken. Die Gesäßmuskeln müssen entspannt sein, und die Schultern sollten weit sein, das heißt, auf einer Höhe und in gerader Linie liegen.

Den Ball heben (Bauchlage)

Fokus: Gesäßmuskeln und rückwärtige Oberschenkelmuskeln kräftigen.

Ausgangsposition: Legen Sie sich auf den Bauch (Bild unten). Das Becken ist neutral. Die Knie stehen hüftbreit. Die Schultern sind stabilisiert. Klemmen Sie den Ball zwischen Fersen und Po.

Einatmen: Vorbereiten.

Ausatmen: Die Kernmuskeln anspannen und die Fersen in den Ball pressen, um die Oberschenkel- und die Gesäßmuskeln zu aktivieren. Darauf achten, dass die Hüftknochen und das Schambein in Kontakt mit dem Boden bleiben.

Einatmen: Entspannen.

8- bis 10-mal wiederholen.

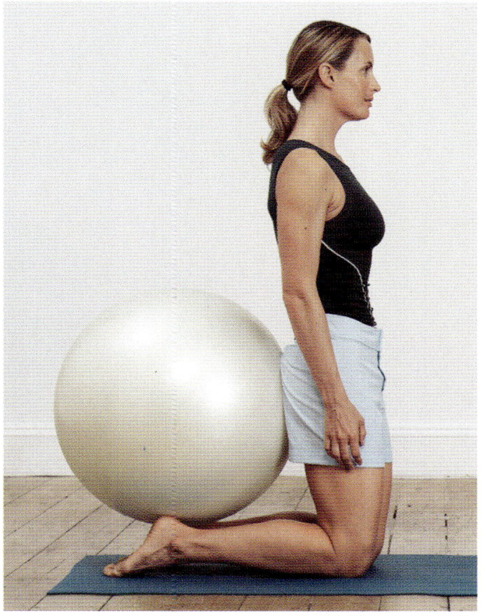

Um in die Ausgangsposition zu gelangen, knien Sie sich hin und platzieren den Ball zwischen Fersen und Oberschenkeln. Den Ball festhalten und in die Bauchlage gehen.

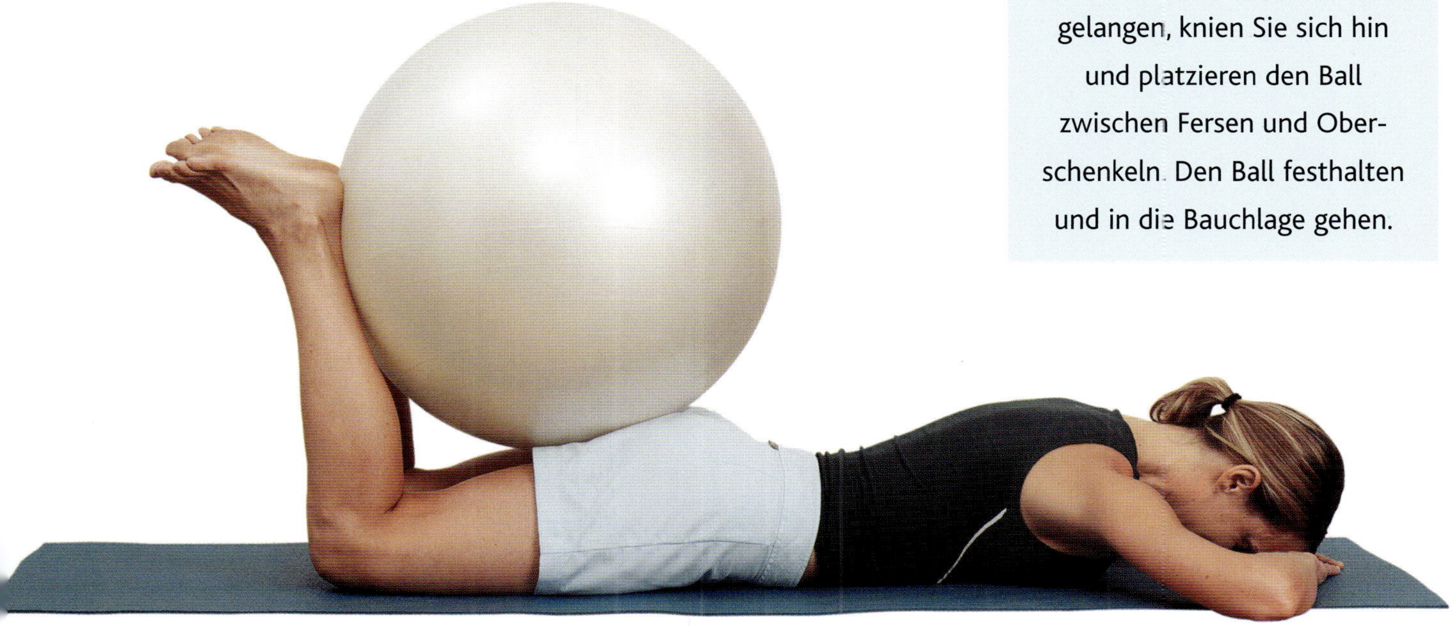

Dehnen (für Hüfte und Po)

Fokus: Hüftstrecker, Gesäß- und rückwärtige Oberschenkelmuskeln.

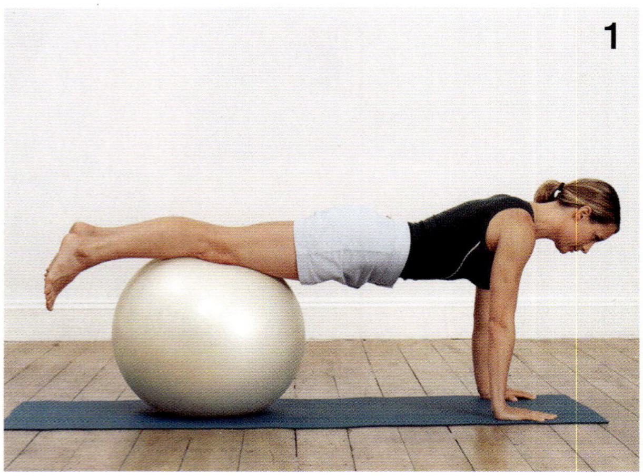

1 Ausgangsposition: Bauchlage auf dem Ball einnehmen. Das Becken ist neutral, die stabilisierten Schultern stehen über den Händen. Die Kernmuskeln sind aktiviert.

Einatmen: Vorbereiten.

2 Ausatmen: Aktivieren Sie die Gesäßmuskeln, und heben Sie ein Bein gestreckt in die Höhe – aber nur so weit, wie es Ihnen angenehm ist und das Becken sowie die Wirbelsäule neutral bleiben. Kernmuskeln intensiv aktiviert halten, damit sich nicht der Rücken wölbt und das Becken kippt.

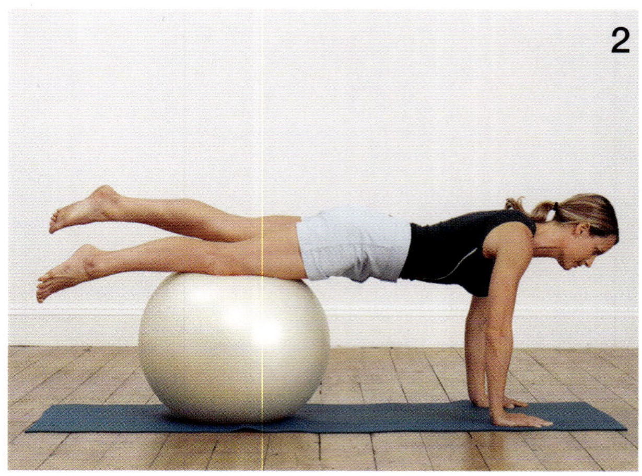

Um in die Bauchlage auf dem Ball zu gelangen, knien Sie vor dem Ball und umfassen ihn. Dann schieben Sie den Körper langsam nach vorne, sodass der Bauch auf dem Ball liegt und Sie sich mit den Armen auf dem Boden abstützen können. Wandern Sie mit den Händen so weit nach vorne, bis nur noch der Kniebereich auf dem Ball liegt. Die Bauchmuskulatur aktivieren, um den Rücken zu stützen. Zum Absteigen in umgekehrter Reihenfolge vorgehen.

Einatmen: Das Bein absenken.

Ausatmen: Das andere Bein anheben.

6- bis 8-mal mit jedem Bein wiederholen.

Schulterblätter stabilisieren (in Bauchlage auf dem Ball)

Fokus: Stabilisieren der Schulterblätter.

1 Ausgangsposition: Bauchlage auf dem Ball einnehmen, sodass die Oberschenkel auf dem Ball liegen. (Schwieriger wird die Übung, wenn nur noch die Schienbeine auf dem Ball liegen.) Das Becken ist neutral, die Schultern sind stabilisiert, die Beine geschlossen, die Kernmuskeln aktiviert. Setzen Sie die Gesäß- und Beinmuskeln ein, um diese Position zu halten.

2 Einatmen: Die Schulterblätter zusammenziehen, ohne den Brustkorb herauszudrücken oder die Schultern zu bewegen. Darauf achten, dass die Kernmuskeln aktiviert bleiben, die Wirbelsäule zu halten.

Ausatmen: Die Schulterblätter in die Ausgangsposition bringen.

4-mal wiederholen.

3 Einatmen: Die Hände fest auf den Boden drücken, sodass sich die Schulterblätter öffnen. Hochkonzentriert auf die korrekte Bauchlage achten – die Wirbelsäule muss lang bleiben.

Ausatmen: Die Schulterblätter in die Ausgangsposition bringen.

4-mal wiederholen.

Denken Sie daran, dass die Grundprinzipien des Pilates-Trainings die Atmung sowie die Position von Becken, Brustkorb, Schultern, Kopf und Hals sind.

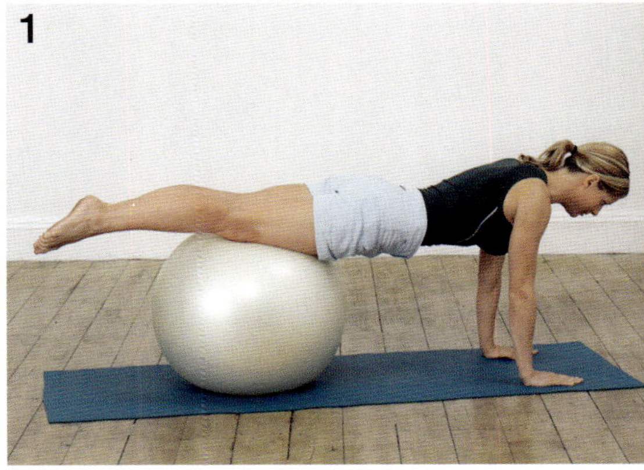

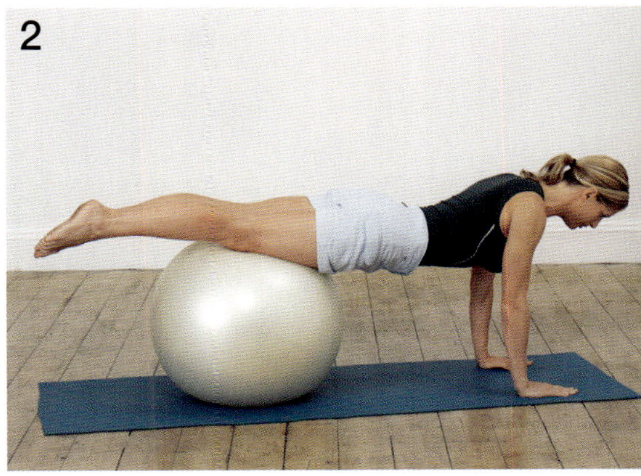

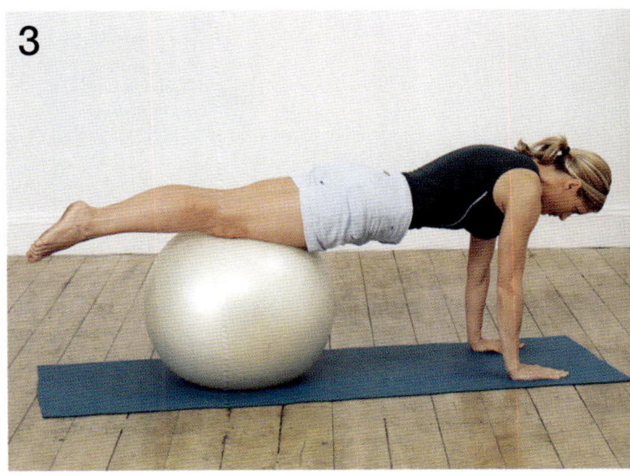

Push-ups (auf dem Ball)

Fokus: Brustmuskeln und Trizeps (liegt an der Rückseite der Arme).

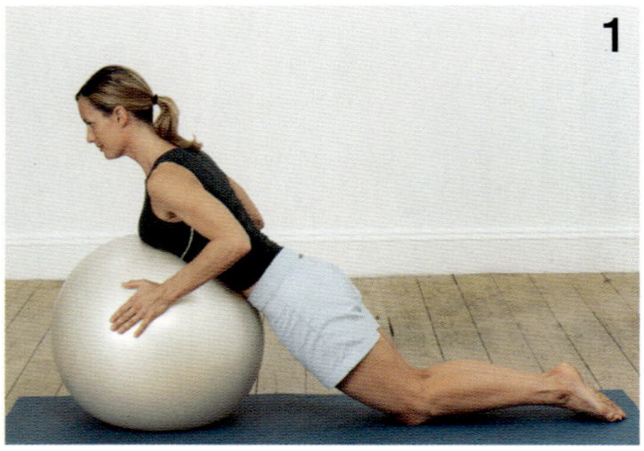

1

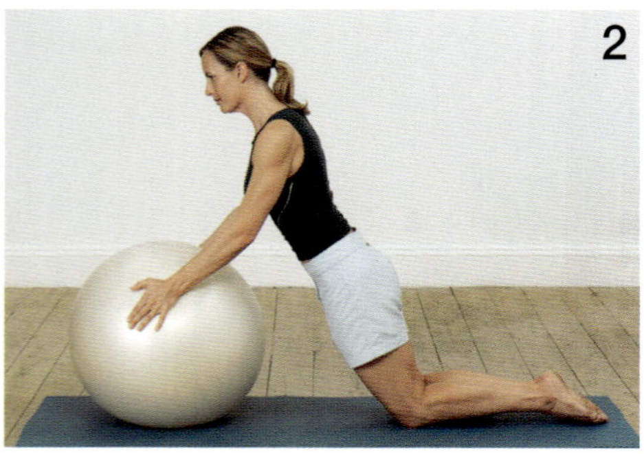

2

1 Ausgangsposition: Der Oberkörper liegt auf dem Ball, während die Unterschenkel auf dem Boden ruhen. Kopf, Hals, Hüften und Knie bilden eine gerade Linie. Das Becken ist neutral, die Schulter stabilisiert. Die Hände liegen auf dem Ball.

Einatmen: Vorbereiten.

2 Ausatmen: Drücken Sie sich vom Ball weg, bis die Arme gestreckt sind. Halten Sie die Kernmuskeln gut aktiviert, damit Becken und Wirbelsäule in einer Linie bleiben. Gehen sie nicht ins Hohlkreuz.

3 Einatmen: In die Ausgangsposition zurückkehren, ohne sich auf den Ball zu legen.

10-mal wiederholen.

Während der Übung auf die Schultern achten. Das Aktivieren der breiten Rückenmuskeln und des Kapuzenmuskels verhindert das Hochziehen der Schultern. Die Schultern sollten in einer Linie bleiben, damit die Schulterblätter bei der Rückkehr auf den Ball sich nicht in alle möglichen Richtungen bewegen.

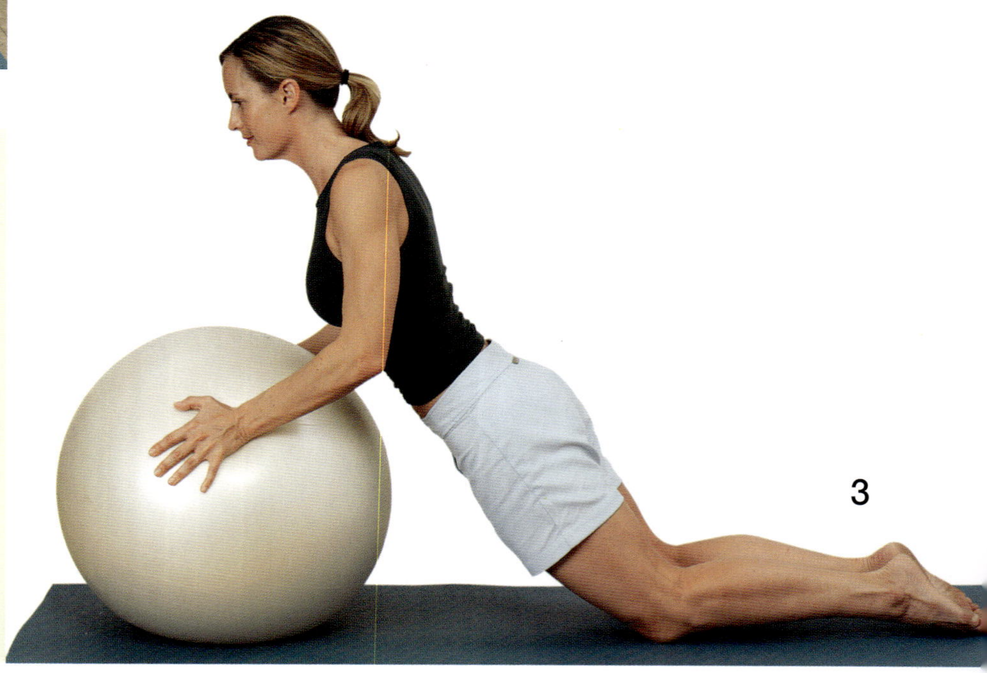

3

Meerjungfrau

Fokus: Seitwärts beugen.

1 Ausgangsposition: Setzen Sie sich aufrecht auf den Ball. Das Becken ist neutral, die Füße stehen hüftbreit auf dem Boden. Die Arme hängen locker herab.

2 Einatmen: Einen Arm senkrecht in die Höhe strecken.

3 Ausatmen: Den Oberkörper seitwärts neigen und den Arm mitführen. Das Gewicht auf die Sitzknochen verlagern, damit sich der Po nicht vom Ball löst. Die Augen nach vorne richten.

Einatmen: Langsam in die Position von Schritt 2 zurückkehren.

Ausatmen: Den Arm absenken, sodass Sie wieder in der Ausgangsposition sitzen.

Die Übung zur anderen Seite hin wiederholen.

3-mal je Seite wiederholen.

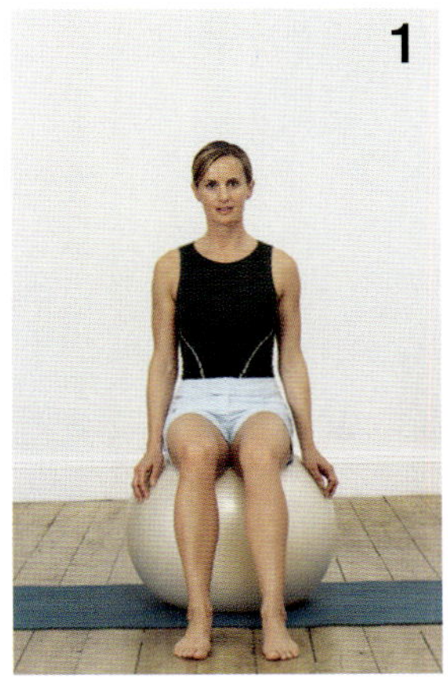

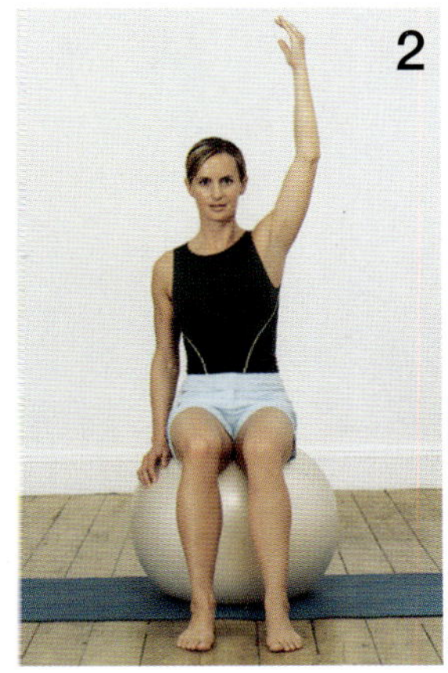

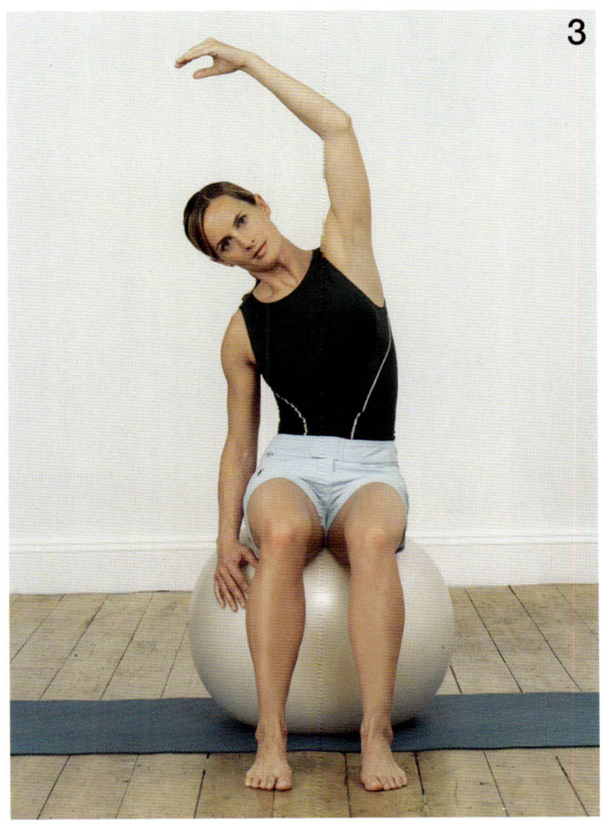

Halten Sie die Wirbelsäule in Ihrer neutralen Position – nicht nach vorne oder nach hinten kippen. Stellen Sie sich vor, Sie stehen bei dieser Übung zwischen zwei Glasscheiben.

Kapitel 5

Grundübungen Level 2

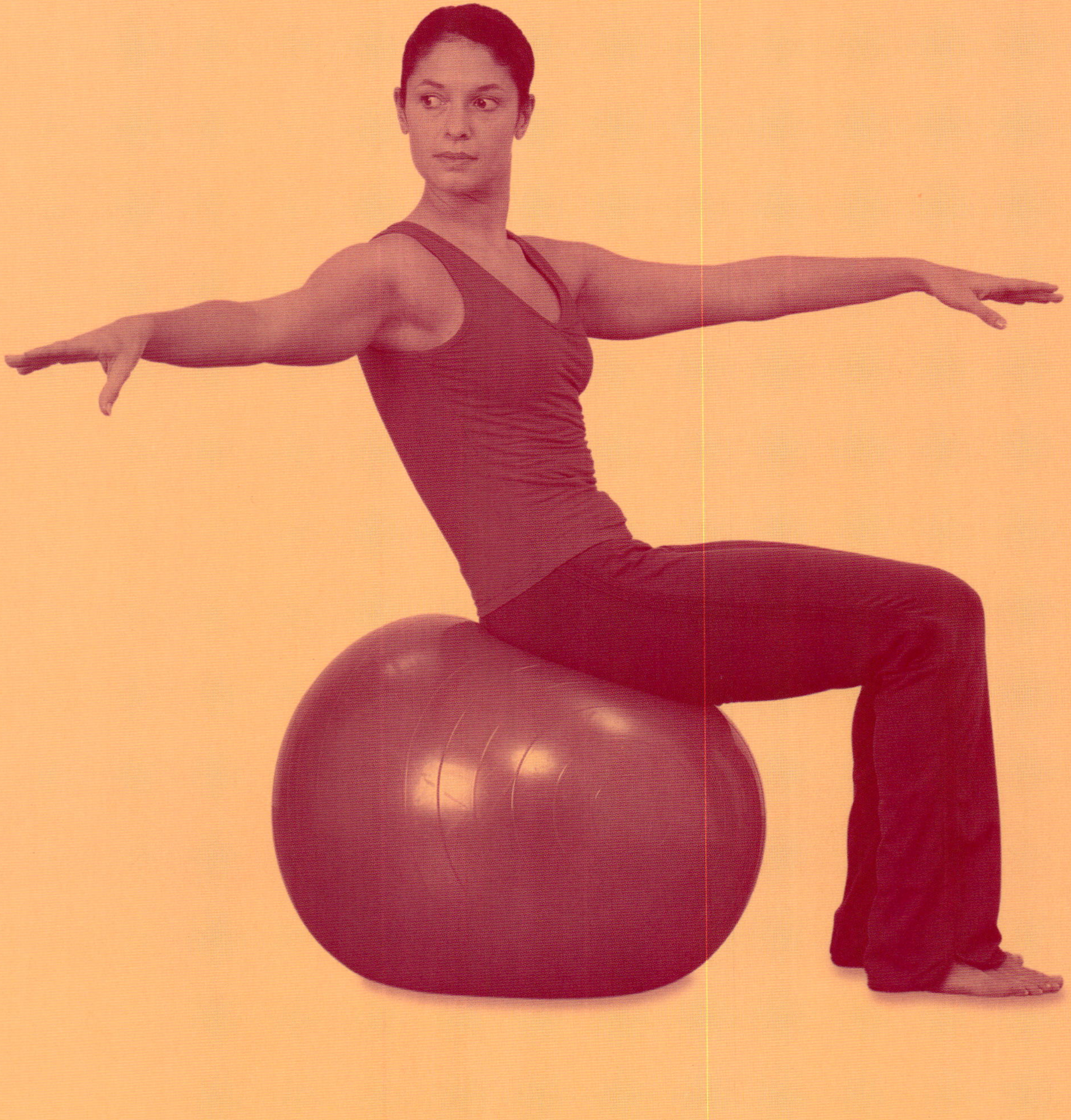

Wenn Sie die Übungen von Level 1 wirklich sicher beherrschen und mit der notwendigen Körperkontrolle ausführen können, gehen Sie zu Level 2 über. Dieses Kapitel zeigt die Weiterentwicklung einiger Übungen von Level 1 und führt Sie an neue Herausforderungen heran. Bei einem Pilates-Training mit dem Gym-Ball sind Präzision und Körperkontrolle die Schlüsselelemente, weil sie helfen, bei den Übungen die richtigen Muskeln einzusetzen.

Wichtig ist ein sehr gründliches Warm-up und dass Sie sich während Ihres Trainings entspannt und wohl fühlen. Führen Sie die Übungen von Level 2 mindestens 8 bis 10 Wochen lang dreimal wöchentlich aus, bevor Sie sich den Übungen für Fortgeschirttene zuwenden. Halten Sie sich bitte an das Workout-Programm, denn es bietet eine ausgewogene Übungsabfolge, die auch jede Bewegung- und Dehnungsrichtung der Wirbelsäule berücksichtigt.

Der Fokus der Übungen liegt auf der Stabilisierung von Körpermitte und Schultern. Beachten Sie die fünf Grundprinzipien, und folgen Sie möglichst genau den Atemanweisungen.

Brücke in Rückenlage

Fokus: Beugen im Halswirbelbereich.

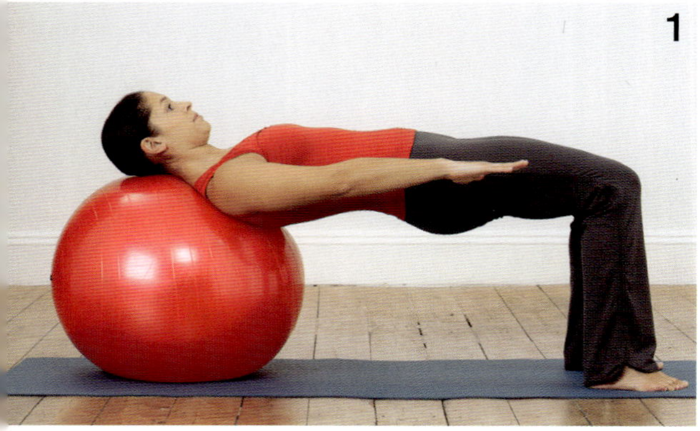

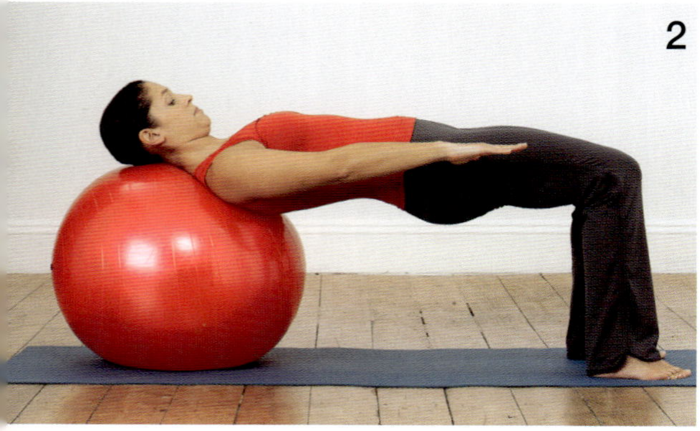

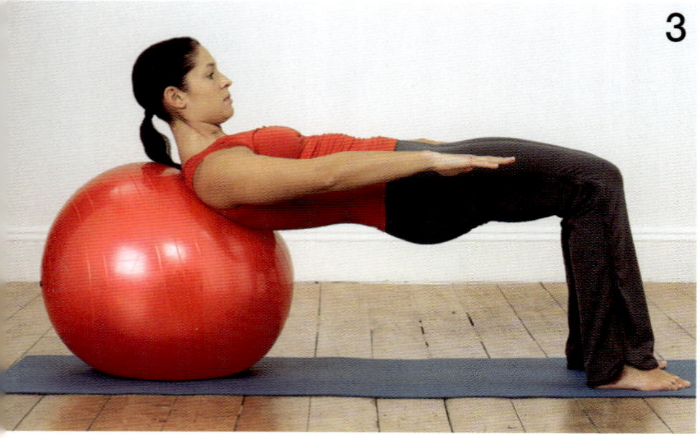

1 Ausgangsposition: Die Brücke in Rückenlage einnehmen, Schultern, Nacken und Kopf ruhen auf dem Ball. Das Becken ist neutral. Die Füße stehen hüftbreit. Die Kernmuskeln mit den Gesäß- und Oberschenkelmuskeln aktivieren, um die gerade Linie von Schultern über Hüfte bis zum Knie zu halten. Die Schultern sind stabilisiert, die Arme lang ausgestreckt, mit den Handflächen nach unten. Der Hals ist lang.

2 Einatmen: Das Kinn zur Brust führen, aber nicht nach unten pressen.

3 Ausatmen: Die Bauchmuskeln anziehen, während Sie Kopf, Nacken und Schultern vom Ball heben. Die Ellbogen locker lassen. Die Arme nicht fest durchstrecken, um das Anheben der Wirbelsäule zu unterstützen. Das Becken mithilfe der Gesäß- und Oberschenkelmuskeln in der neutralen Position halten.

Einatmen: Position beibehalten.

Ausatmen: Das Kinn so absenken, als ob Sie ein Ei zwischen Kinn und Brust halten würden, während Sie Kopf und Schultern wieder auf den Ball legen.

5- bis 10-mal wiederholen.

Beim Beugen der Halswirbelsäule werden die Kernmuskeln, der gerade und die schrägen Bauchmuskeln eingesetzt. Es fühlt sich an, als ob sich der Brustkorb zum Becken hin und wieder weg bewegt.

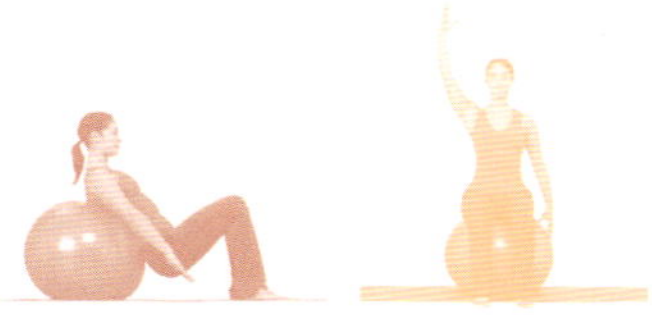

Brustschwimmen Level 2

Fokus: Verlängern der Wirbelsäule.

1 Ausgangsposition: Im Knien den Oberkörper auf den Ball legen. Das Becken ist neutral, die Arme liegen mit nach innen gerichteten Handflächen am Körper.

Einatmen: Vorbereiten.

2 Ausatmen: Die Kernmuskeln aktivieren. Die Schulterblätter zum Becken hin ziehen (in einer V-Form zum Steißbein hin), während Sie die Wirbelsäule verlängern und den Kopf sowie die Schultern vom Ball heben. Die Fingerspitzen in Richtung Knie ziehen, um die Stabilisierung der Schultern zu unterstützen. Mithilfe der Bein- und Gesäßmuskeln die Beine lang strecken, dabei versuchen, die Fersen Richtung Boden zu drücken. Kopf und Nacken sollten mit der Brustwirbelsäule eine Linie bilden, die bis zu den Fersen hinabführt. Stellen Sie sich vor, jemand zieht sie in dieser Schräglage in die Länge. Der Blick bleibt nach unten gerichtet, damit der Hals lang und in der Linie bleibt.

Einatmen: Die Position halten.

Ausatmen: Beugen Sie die Beine, um wieder auf die Knie zu kommen, und legen Sie den Oberkörper wieder auf den Ball.

8- bis 10-mal wiederholen.

Entspannen Sie sich mit der Übung „Muschel" (siehe Seite 47).

1

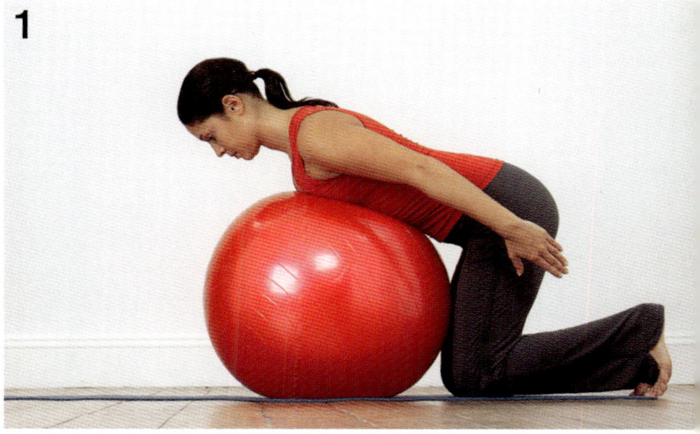

2

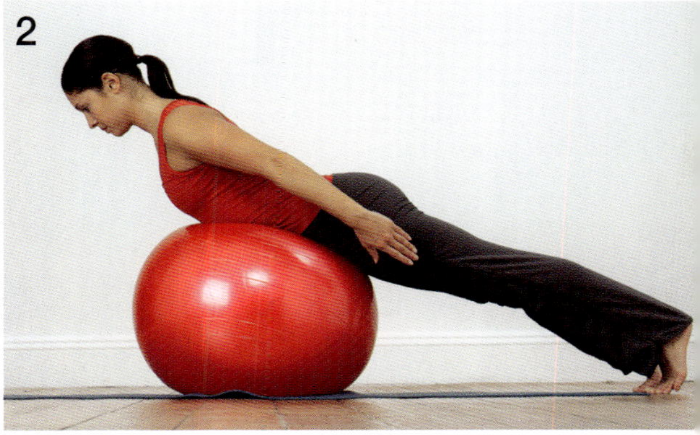

Achten Sie darauf, dass die Kernmuskeln ständig aktiviert sind, um den unteren Rücken zu stützen.

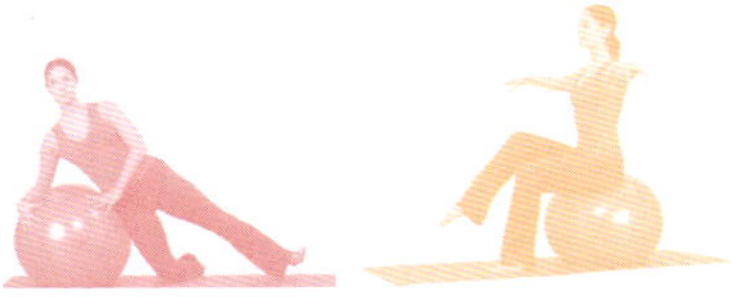

Die Hundert (am Ball)

Fokus: Stärkung der Bauchmuskulatur, Koordination von Armbewegung und Atmung

1

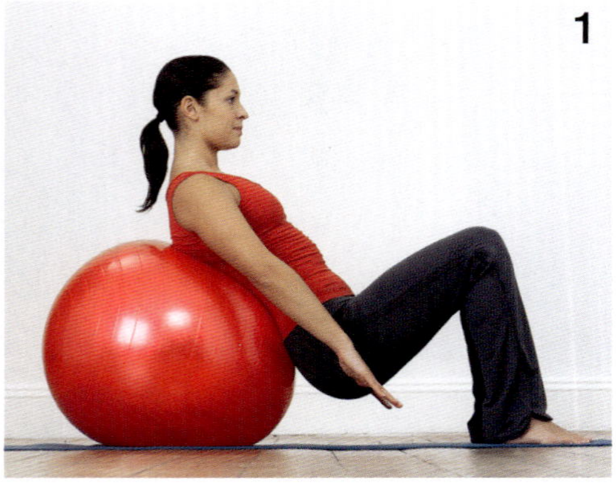

2

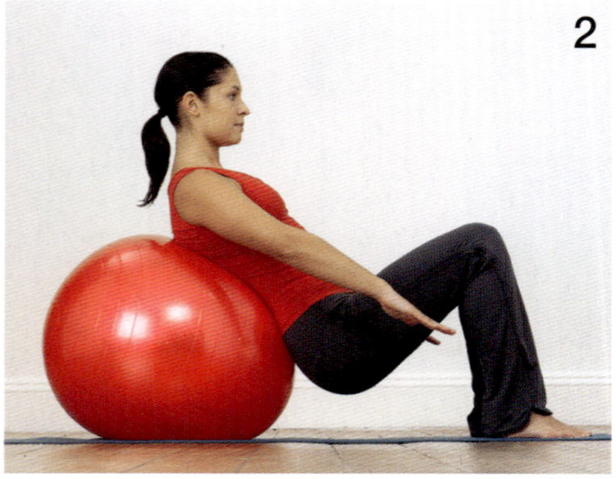

3

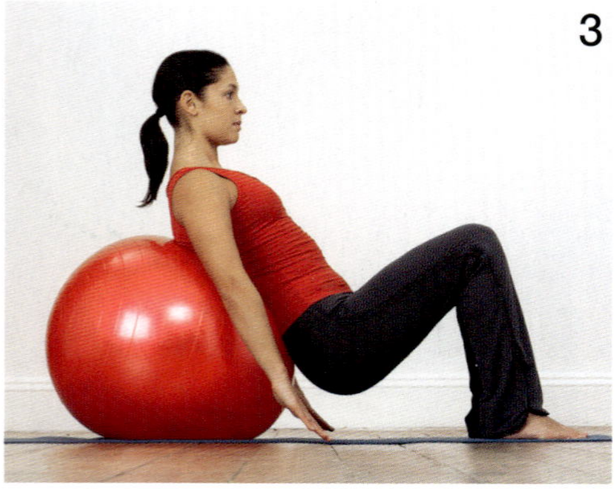

1 Ausgangsposition: Lehnen Sie sich mit dem Rücken gegen den Ball, sodass sich das Gesäß ein Stück über dem Boden befindet. Das Becken ist neutral. Die Füße stehen hüftbreit, die Arme seitlich am Körper halten. Die Füße nicht zu weit auseinander stellen.

Wichtig: Beim Ein- wie beim Ausatmen bis 5 zählen und mit den Armen 5-mal pumpen. Stellen Sie sich vor, dass Sie einen Ball mit kurzen leichten Schlägen nach hinten wegschlagen.

2 Einatmen: Bis 5 zählen und dabei wie oben beschrieben mit den Armen pumpen. Halten Sie die Rückenlage mithilfe der Bein- und Gesäßmuskeln.

3 Ausatmen: Bis 5 zählen, dabei die Arme wie oben weiterbewegen.

10-mal wiederholen. Das entspricht 100 Armschlägen.

Die Übung wird schwieriger, wenn Sie eine Brücke in Rückenlage machen. Um die gerade Linie der Brücke zu halten, das Steißbein Richtung Kniekehle drücken und die Gesäß- sowie die rückwärtigen Oberschenkelmuskeln aktivieren.

Bei dieser Übung kommt es darauf an, die schlagenden Armbewegungen auszuführen, ohne die Körperhaltung zu verändern. Achten Sie deshalb besonders gut auf die aktivierten Kernmuskeln und die stabilisierten Schultern.

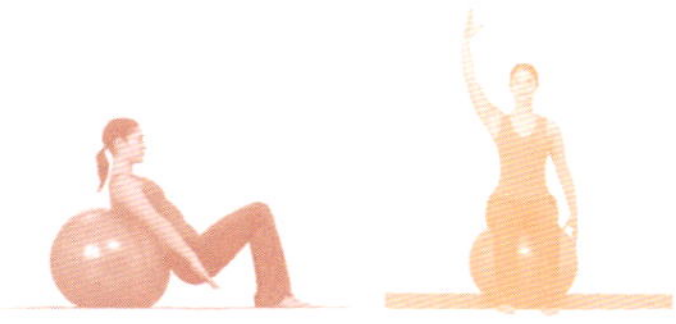

Roll up

Fokus: Beugung der Wirbelsäule.

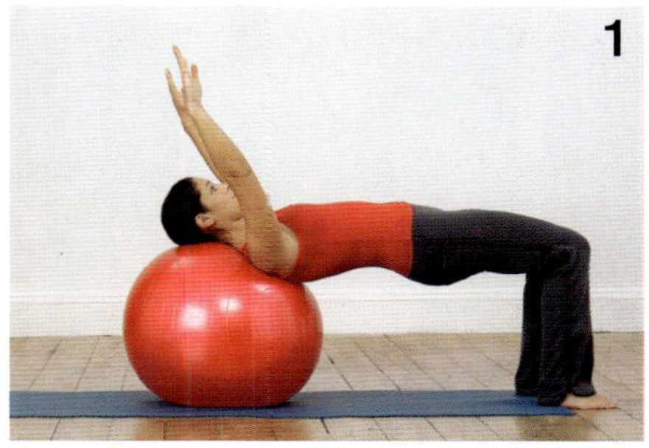

1 Ausgangsposition: Brücke in Rückenlage, neutrales Becken, die Arme in die Höhe strecken, sodass die Hände über dem Kopf stehen, ohne den Brustkorb zu heben. Die Füße stehen hüftbreit direkt unter den Knien. Die Arme schräg nach hinten strecken, ohne den Brustkorb zu heben.

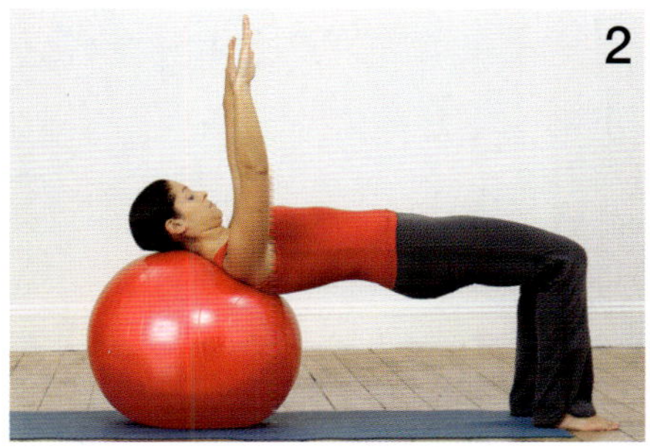

2 Einatmen: Die Arme in die Senkrechte bringen und das Kinn auf die Brust senken. Achten Sie auf die Verlängerung der Halswirbelsäule; diese Bewegung geht von den beiden obersten Wirbeln aus.

Ausatmen: Die Bauchmuskeln aktivieren, während Sie die Halswirbelsäule beugen und so den Kopf und die Schultern vom Ball heben.

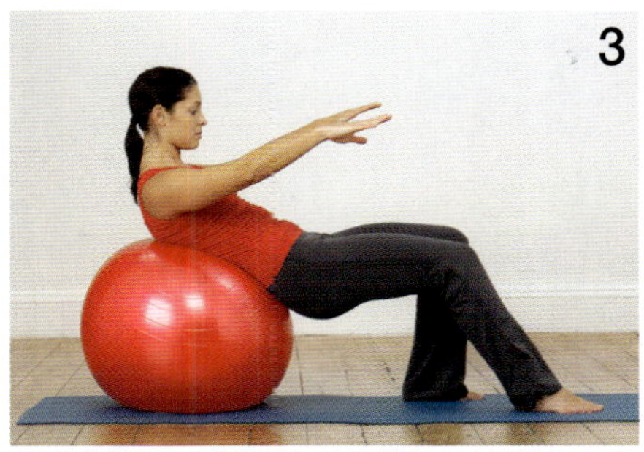

3 Wandern Sie mit den Füßen zum Ball hin, während Sie die Wirbelsäule weiter – Wirbel für Wirbel – beugen.

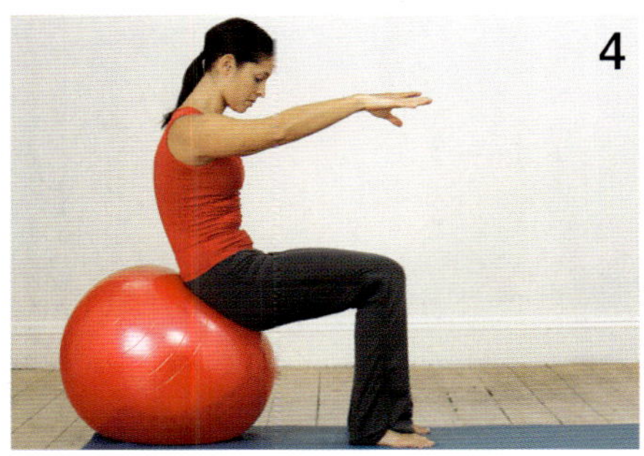

4 Rollen Sie sich hoch, bis Sie so auf dem Ball sitzen, dass das Becken in die neutrale senkrechte Position kommt, während die Wirbelsäule eine C-Form bildet (als sei sie über einen großen Ball gezogen). Die Arme sind nach vorne gestreckt, darauf achten, dass die Schultern stabilisiert sind und in einer Linie liegen.

Einatmen: Rollen Sie sich Wirbel für Wirbel auf den Ball zurück, und setzen Sie die Bauchmuskulatur ein, um den Ball so unter sich zu ziehen, dass sich das Kreuzbein auf den Ball senkt.

Ausatmen: Wandern Sie mit den Füßen so weit nach vorne, bis Sie in der Ausgangsposition sind. Den Brustkorb nicht ruckartig hochdrücken.

5- bis 8-mal wiederholen.

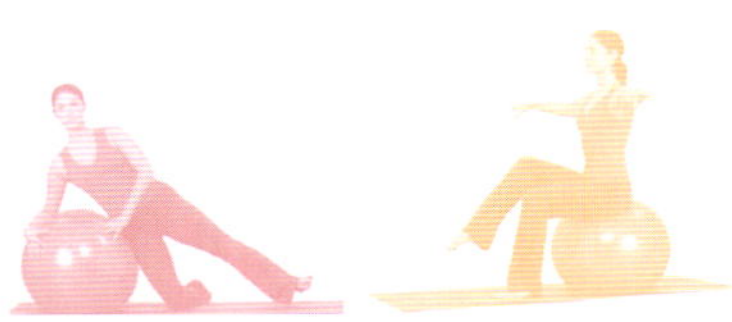

Halbe Drehung

Fokus: Beugung der Lendenwirbelsäule mit Drehung.

1 Ausgangsposition: Aufrecht auf dem Ball sitzen. Das Becken ist neutral, die Füße stehen hüftbreit. Die Arme sind in Schulterhöhe nach vorne gestreckt. Schultern stabilisiert.

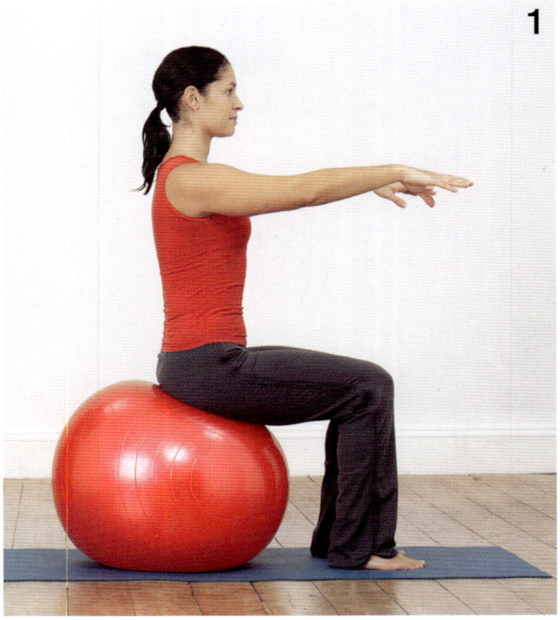

Einatmen: Vorbereiten.

2 Ausatmen: Setzen Sie die Bauchmuskulatur ein, um den Ball so unter sich zu ziehen, dass sich das Kreuzbein auf den Ball senkt und die Wirbelsäule eine leichte C-Form bildet. Führen Sie dabei den Arm zuerst nach unten und dann nach hinten, um sich seitwärts zu drehen.

Einatmen: In die Ausgangsposition zurückkehren – den Arm nach unten und nach vorne führen. Bauchmuskeln anziehen!

Ausatmen: In die andere Richtung wiederholen.

3- bis 5-mal je Seite wiederholen.

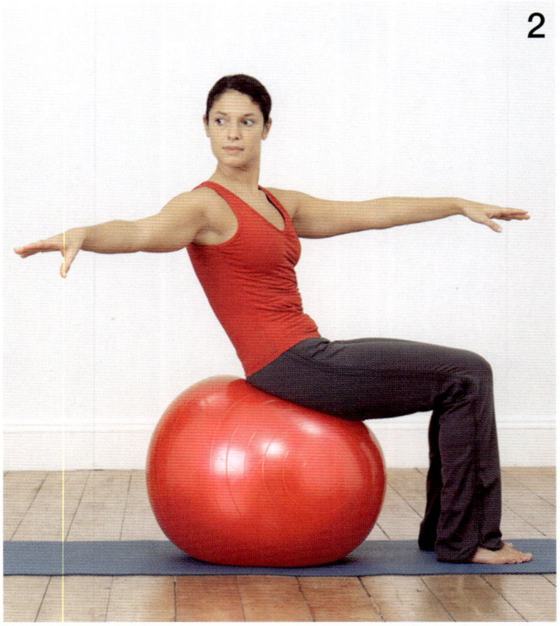

Darauf achten, dass die Schulter stabilisiert und der Hals lang bleibt. Vermeiden Sie, die Schultern anzuheben und das Kinn nach vorne zu schieben.

Die Knie müssen auch bei der Drehung parallel stehen bleiben; bewegen sie sich, ist dies ein Zeichen, dass das Becken nicht mehr in der neutralen Position ist.

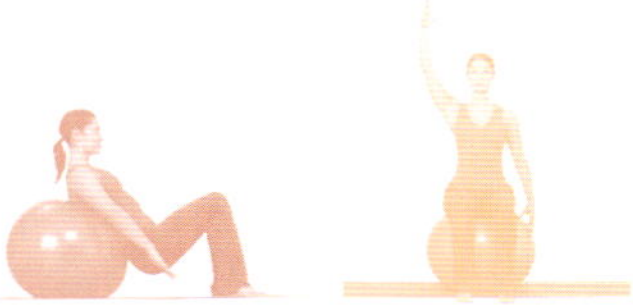

Anheben des Beins (seitlich)

Fokus: Hüftbewegung (Wegbewegung von der Längsachse des Körpers).

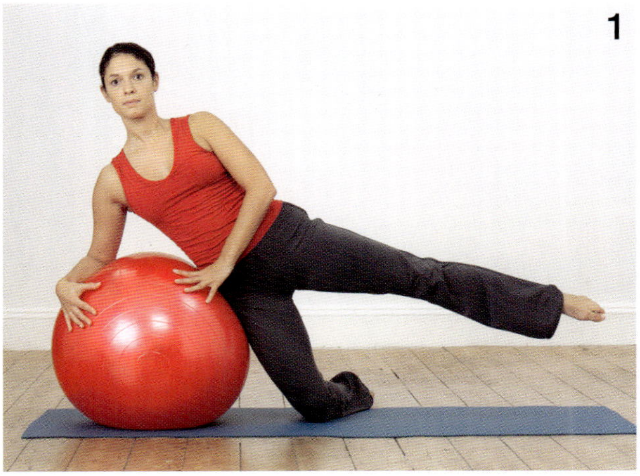
1

Ausgangsposition: Seitlich auf den Ball legen, sodass die Hüfte auf dem Ball ruht und das Becken neutral ist. Auf dem einen Bein knien, das andere zur Seite strecken. Die Seitenlinie des Körpers bildet fast eine Gerade. Mit den Händen leicht auf dem Ball abstützen.

1 Einatmen: Das gestreckte Bein mit ausgestreckten Zehen anheben, dabei darauf achten, dass die Hüftknochen nach vorne gerichtet bleiben. Das Bein nicht zu hoch heben und die „gerade Seitenlinie“ nicht verlieren.

2 Ausatmen: Den Fuß absenken und dabei die Zehen nach vorne richten. Seitenwechsel.

5- bis 10-mal je Seite.

Um in die Ausgangsposition zu gelangen, knien Sie sich zuerst neben den Ball, lehnen dann den Oberkörper dagegen und platzieren die Arme als Stütze. Das Gewicht liegt auf den Handflächen, nicht auf den Fingerspitzen.

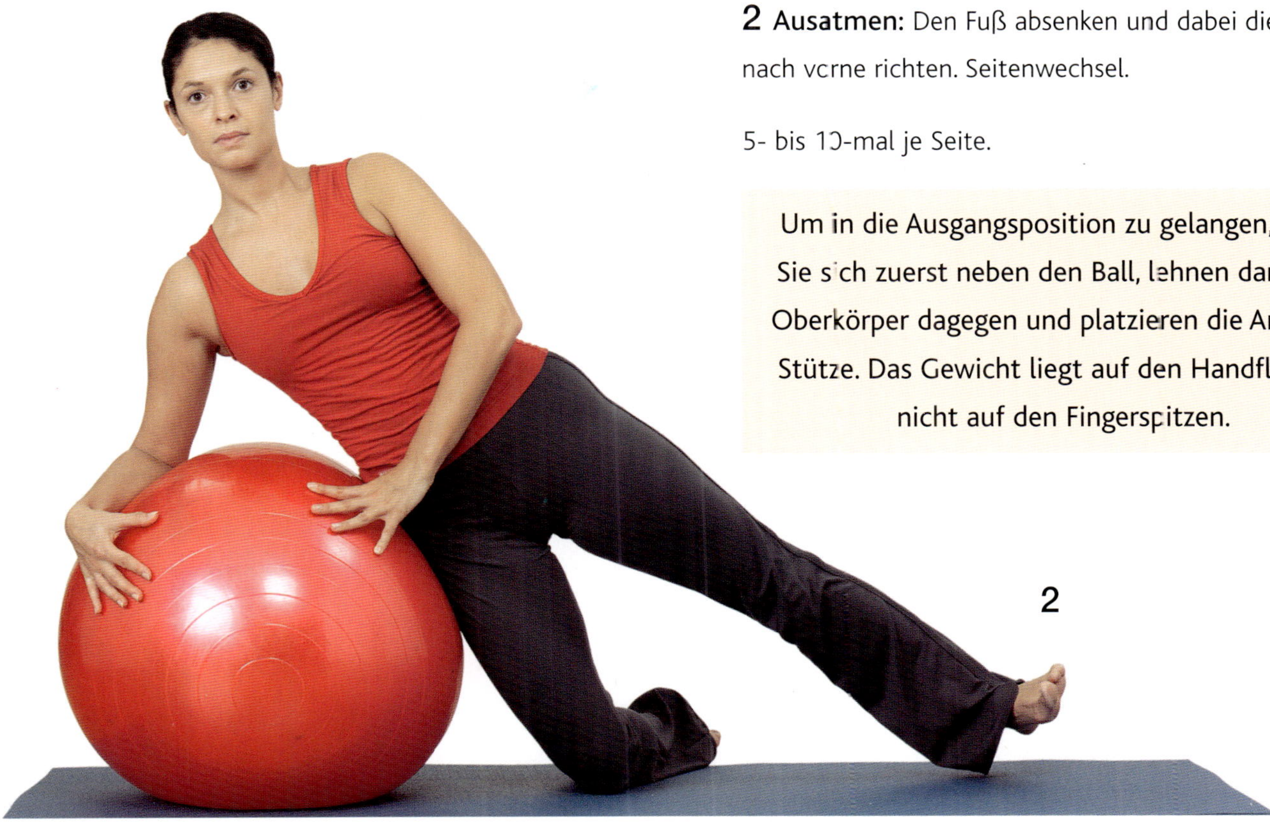
2

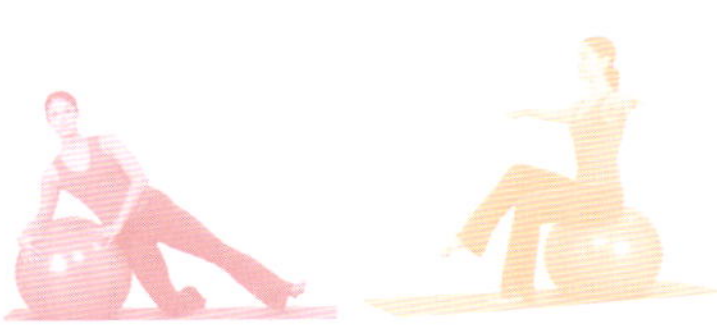

Push-ups

Fokus: Brustmuskeln und Trizeps (Rückseite des Oberarms).

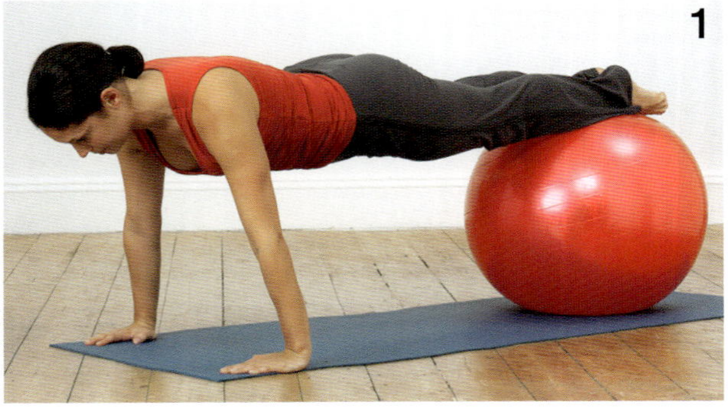

1 Ausgangsposition: In Bauchlage auf dem Ball eine Brücke bilden. Das Becken ist neutral. Die Schienbeine ruhen auf dem Ball; die Beine sind geschlossen. Kernmuskeln, Gesäß- und Beinmuskeln aktivieren, um die Wirbelsäule in gerader Linie zu halten. Die Hände stehen unter den stabilisierten Schultern. Der Hals ist lang. (Die Übung wird leichter, wenn die Oberschenkel auf dem Ball liegen.

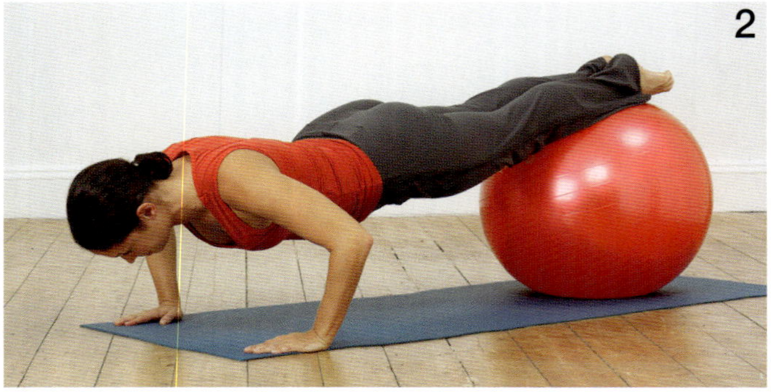

2 Einatmen: Die Ellbogen beugen, sodass sich die Brust dem Boden nähert. Darauf achten, dass der Hals lang und die Schulterblätter in ihrer optimalen Position bleiben. Die Schulterblätter dürfen beim Absenken des Körpers nicht zusammengepresst werden.

Ausatmen: Die Ellbogen durchdrücken, um in die Ausgangsposition zurückzukehren. Wiederum auf die optimale Position der Schulterblätter achten. Sie dürfen sich nicht herausdrücken.

10-mal wiederholen.

Um die Brückenlage einzunehmen, knien Sie sich vor den Ball und schieben dann den Körper über den Ball, bis die Arme den Fußboden erreicht haben. Wandern Sie mit den Händen so weit nach vorne, bis die Schienbeine oder Oberschenkel auf dem Ball liegen. Ziehen Sie die Bauchmuskulatur fest nach innen, und spannen Sie die Gesäßmuskeln an. Um vom Ball abzusteigen, gehen Sie in umgekehrter Reihenfolge vor.

Halten Sie die Beine fest geschlossen, um die Verbindung zum Beckenboden nicht zu verlieren.

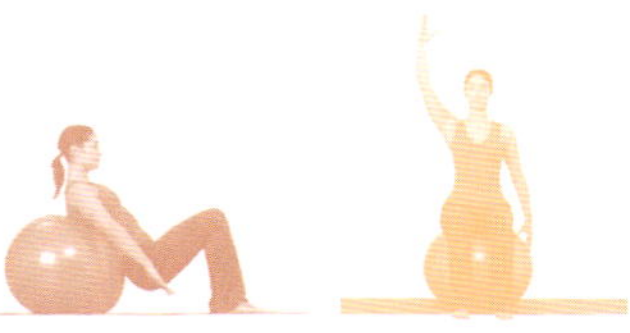

Heben des Beins (im Sitzen)

Fokus: Neutrale Beckenposition bei einseitiger Bewegung; Gleichgewicht.

1 Ausgangsposition: Setzen Sie sich aufrecht auf den Ball. Das Becken ist neutral. Die Füße stehen in Hüftbreite. Die Arme sind zur Seite gestreckt.

Einatmen: Vorbereiten.

2 Ausatmen: Aktivieren Sie die Kernmuskeln, und heben Sie ein Bein mit abgewinkeltem Knie vom Boden. Darauf achten, dass Sie aufrecht und fest sitzen bleiben. Der untere Rücken darf sich nicht runden, und die Hüften dürfen sich nicht verschieben.

Einatmen: Den Fuß auf dem Boden absetzen. Darauf achten, dass sich die Hüfte weder anhebt noch neigt. Deshalb Kernmuskeln kontrolliert aktivieren!

Ausatmen: Mit dem anderen Bein wiederholen.

Mit jedem Bein 5-mal wiederholen.

1

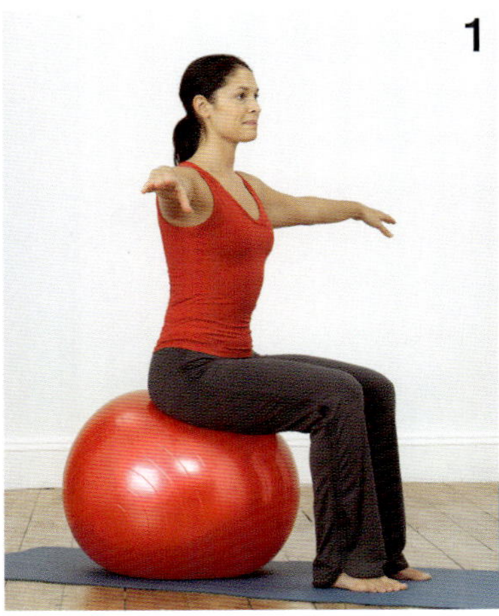

2

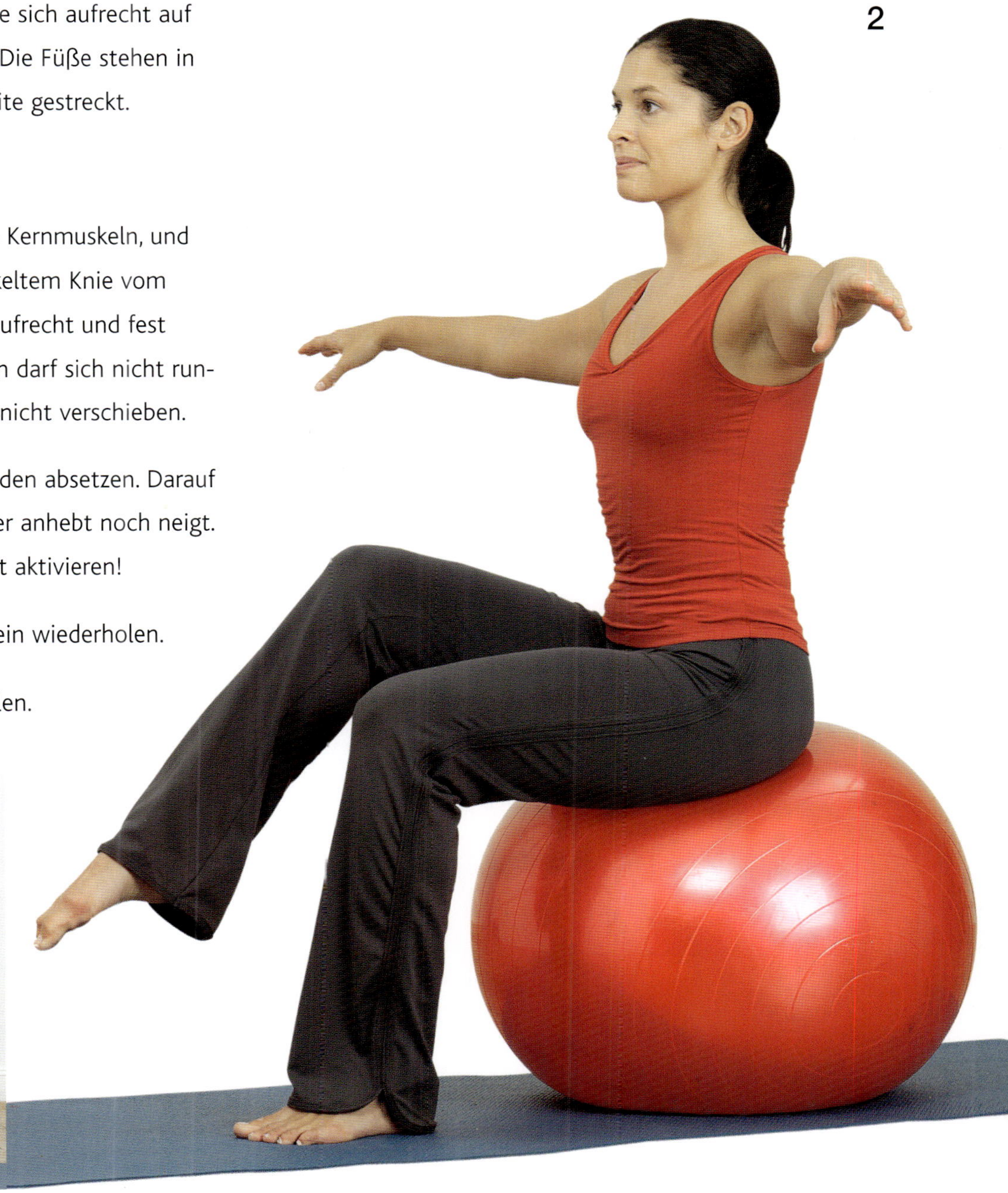

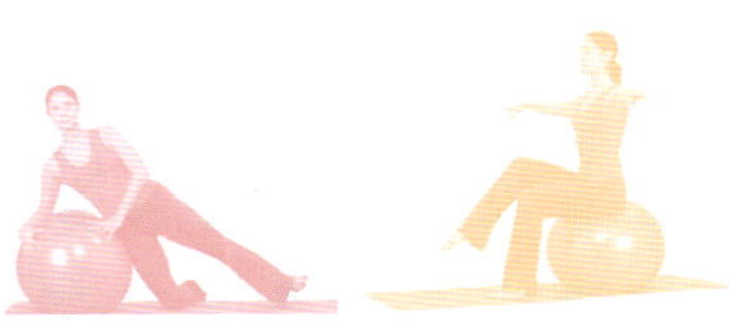

Meerjungfrau mit Drehung

Fokus: Seitwärts beugen.

1

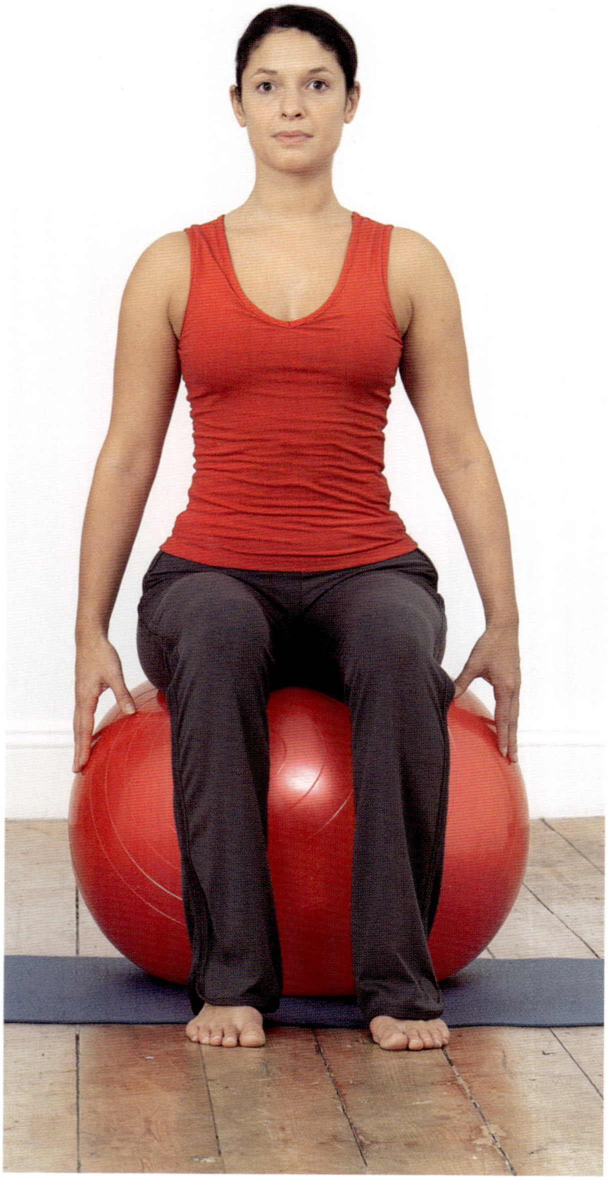

1 Ausgangsposition: Setzen Sie sich aufrecht auf den Ball. Das Becken ist neutral. Die Füße stehen in Hüftbreite. Die Fingerspitzen liegen auf dem Ball.

2 Einatmen: Einen Arm zur Decke heben.

3 Ausatmen: Die Kernmuskeln aktivieren. Den Oberkörper zur Seite beugen, bis der Arm über dem Kopf steht. Das Gewicht ruht gleichmäßig auf den Sitzknochen; der Po darf sich nicht vom Ball lösen. Die Schultern stabilisiert halten und den Blick nach vorne richten.

Einatmen: Die Position halten.

4 Ausatmen: Drehen Sie sich nach vorne, wobei Sie den Kopf leicht senken, um auf die Füße zu schauen. Die Kernmuskeln aktiv halten, damit das Becken neutral bleibt und die Dehnung der Wirbelsäule intensiviert wird.

Einatmen: Drehen Sie sich zurück, bis Sie wieder zur Seite gebeugt mit nach vorne gerichtetem Oberkörper sitzen und der Arm sich über Ihrem Kopf befindet.

Ausatmen: Den Arm zur Decke strecken, den Körper wieder in die Senkrechte führen und den Arm senken.

Die Übung zur anderen Seite wiederholen.

3-mal je Seite wiederholen.

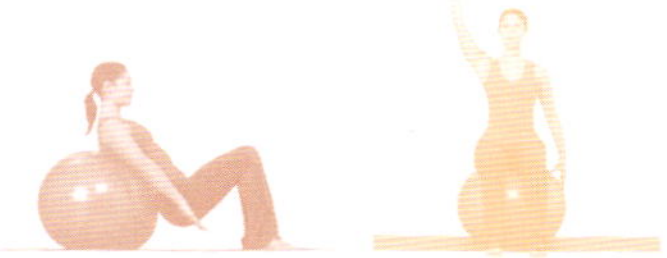

2

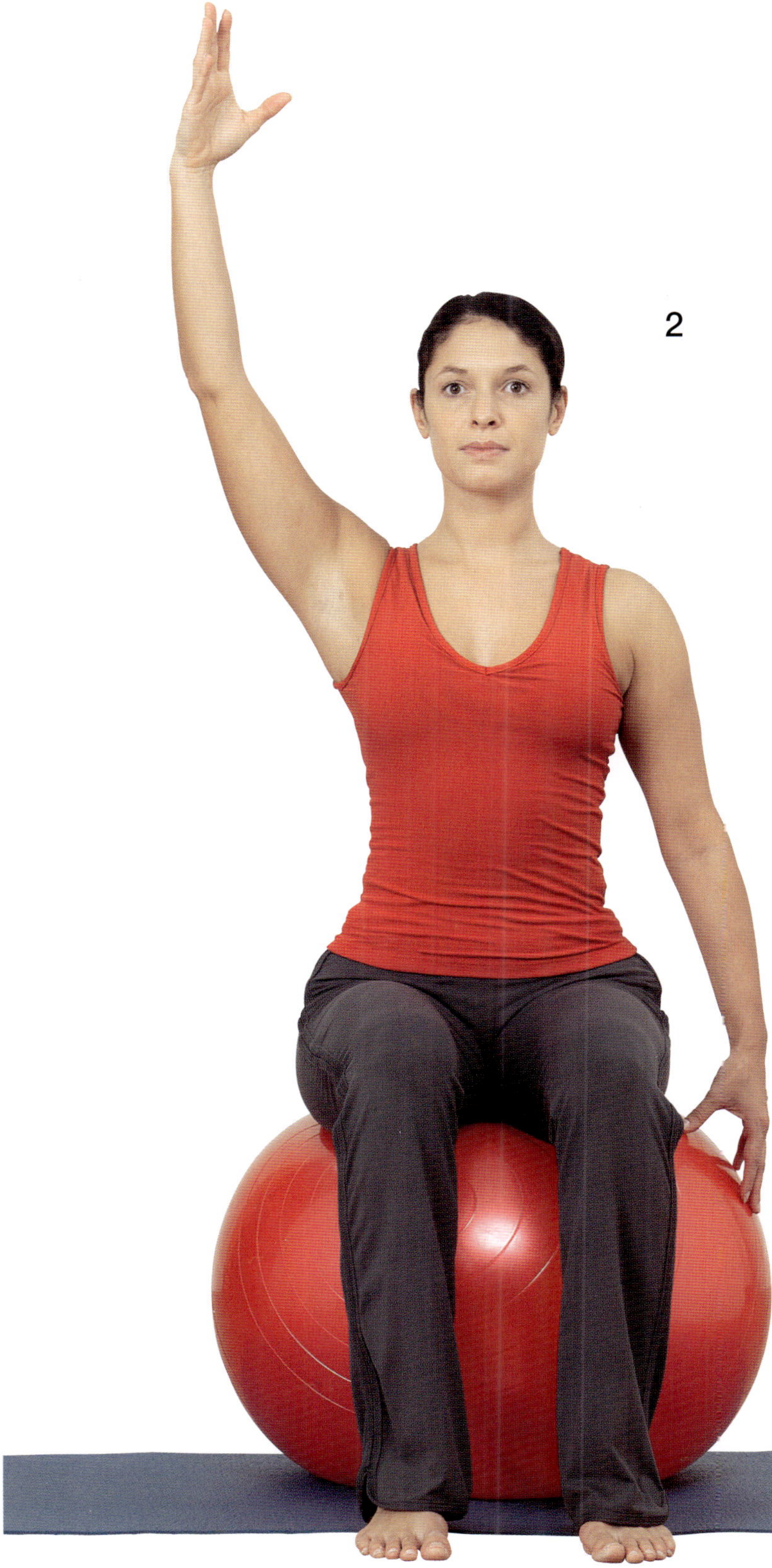

3

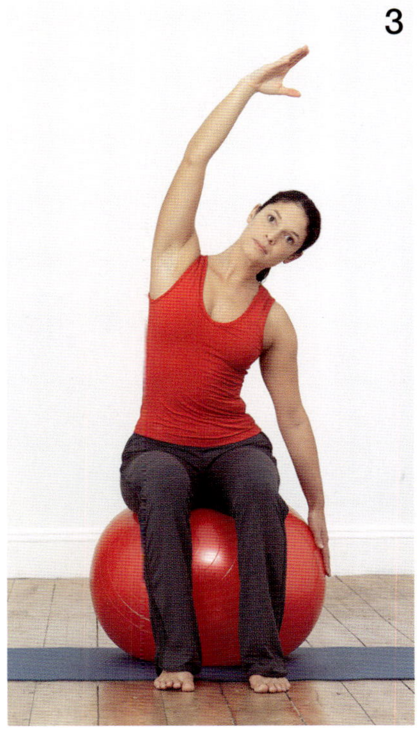

4

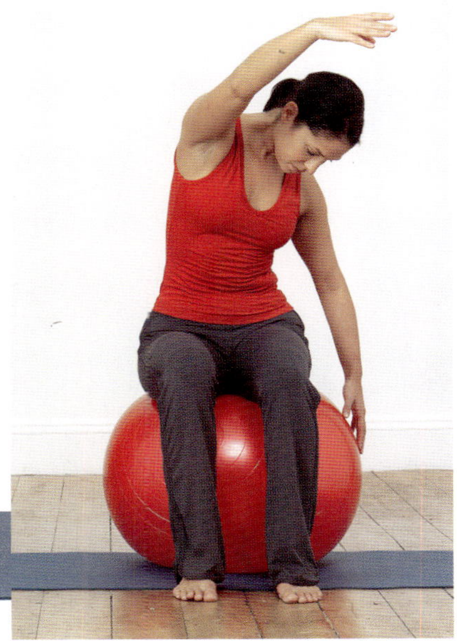

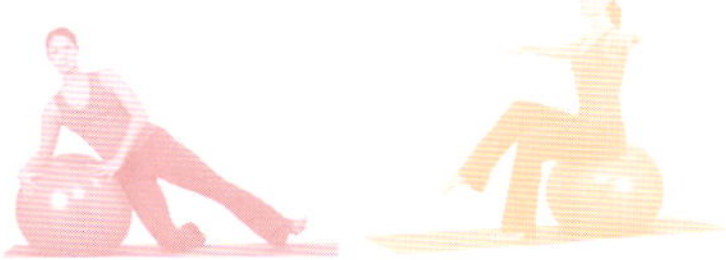

Kapitel 6

Übungen für Fortgeschrittene

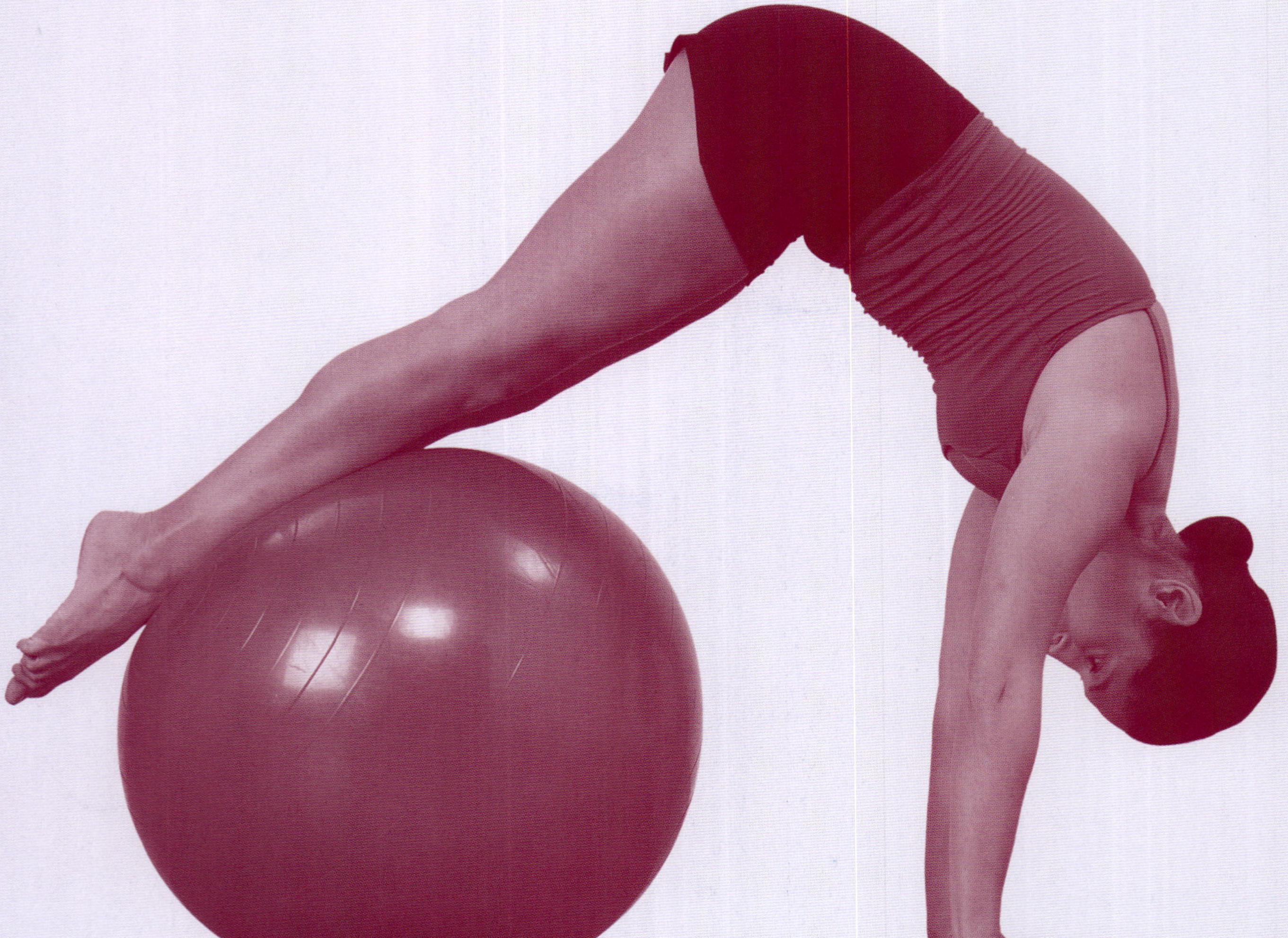

Nun können Sie richtig loslegen! Sobald Sie die Grundübungen (Kapitel 4 und 5) perfekt beherrschen, wenden Sie sich etwas schwierigeren Aufgaben zu. Mogeln Sie aber nicht, denn es ist sehr wichtig, dass Ihnen die vorhergehenden Übungen gewissermaßen in Fleisch und Blut übergegangen sind. Nur so verfügen Sie über die Grundlage, um die schwierigeren Übungen konzentriert und kontrolliert mit den richtigen Muskeln auszuführen. Bei den Übungen in diesem Kapitel kommen die Kernmuskeln noch stärker zum Einsatz und fordern Sie bei der Verbindung von Körper und Geist noch intensiver heraus. Halten Sie sich unbedingt an die Grundprinzipien, die Sie mit den Basisübungen trainiert haben. Auch in diesem Kapitel ist immer angegeben, was mit der einzelnen Übung erreicht werden soll, wobei die Aktivierung der Kernmuskeln und das Stabilisieren der Schultern für alle gilt. Nutzen Sie das Workout-Programm (siehe Seite 90 bis 95), um die neuen Übungen harmonisch in Ihr Training einzubinden.

Kreisen mit einem Bein

Fokus: Beweglichkeit der Hüften.

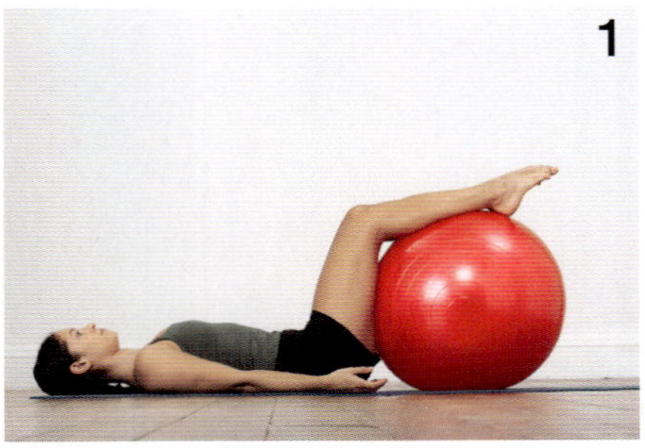

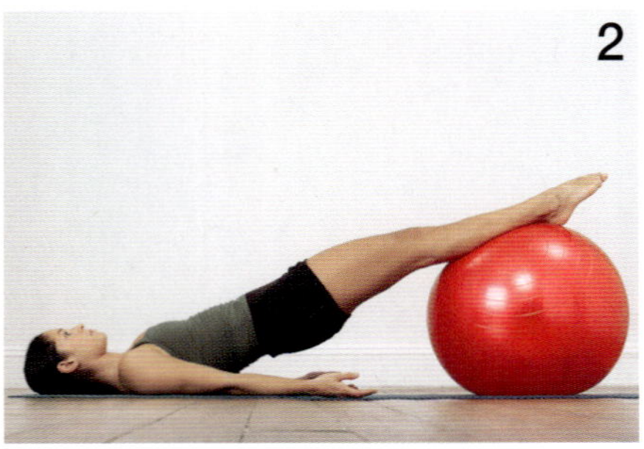

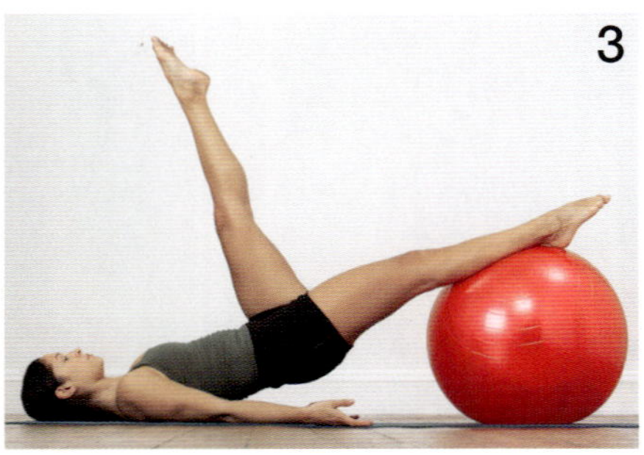

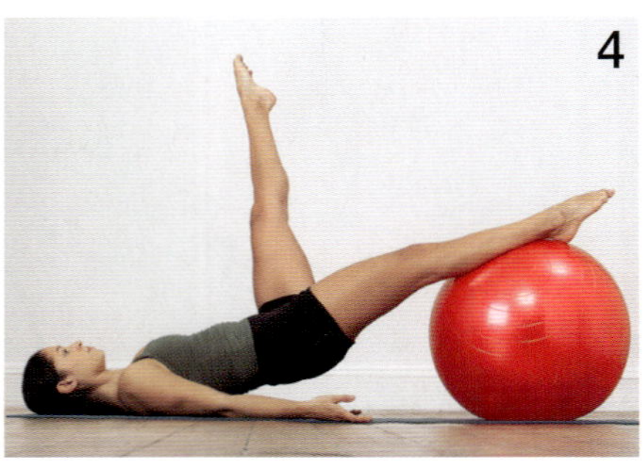

1 Ausgangsposition: In Rückenlage die abgewinkelten Beine auf den Ball legen. Das Becken ist neutral, die Arme liegen neben dem Körper.

Einatmen: Vorbereiten.

2 Ausatmen: Heben Sie die Hüften vom Boden, sodass Ihr Körper von den Knien bis zu den Schultern eine Linie bildet. Das Gewicht liegt auf dem oberen Rücken, nicht auf dem Kopf oder Hals. Die Kern- und Gesäßmuskeln aktivieren. (Das Steißbein schiebt sich Richtung Knie.)

3 Ein Bein vom Ball abheben und in die Senkrechte führen. Falls Sie ein zu starkes Ziehen in den rückwärtigen Oberschenkelmuskeln verspüren, winkeln Sie das Bein ab. Stellen Sie sich vor, dass Sie nun einen Kreis an die Decke malen.

Einatmen: Für die erste Hälfte des Kreises führen Sie das Bein im Halbmond zur Mittelachse des Körpers.

4 Ausatmen: Für die zweite Hälfte des Kreises bewegen Sie das Bein entsprechend nach außen. Während der Kreisbewegung darf sich das Becken in keine Richtung verschieben, die Kernmuskeln bleiben aktiviert. Damit die Hüftknochen auf einer Ebene bleiben, darf die Kreisbewegung nicht zu groß sein. Um die Position zu halten, brauchen Sie auch die Muskeln des anderen Beines. Die Schultern sollten entspannt bleiben; achten Sie besonders auf ihre Stabilisierung, damit Sie Verspannungen im oberen Rücken und im Halsbereich vermeiden.

3 Kreise in jeder Richtung und mit jedem Bein ausführen.

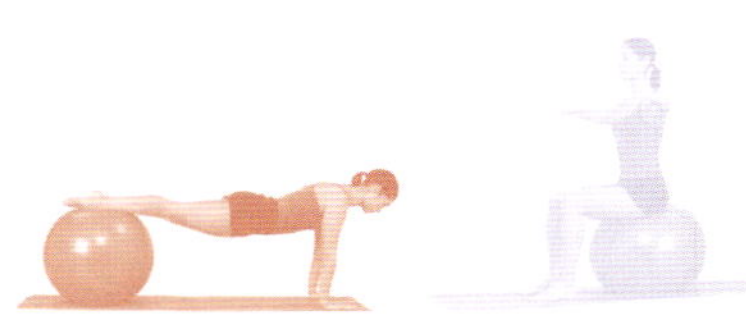

Beidbeiniges Strecken

Fokus: Beugung der Wirbelsäule, Koordination.

1 Ausgangsposition: Legen Sie sich in Rückenlage. Das Becken ist neutral. Die Füße ruhen auf dem Ball, die Beine sind geschlossen. Die Arme liegen neben dem Körper. Der Hals ist lang (eventuell ein kleines Kissen oder ein Handtuch unter den Kopf schieben.

Einatmen: Den Nacken verlängern. Das Kinn bewegt sich in Richtung Brust; es darf aber nicht auf die Brust gepresst werden. Darauf achten, dass einige Zentimeter Abstand sind.

2 Ausatmen: Die Bauchmuskeln anspannen, während Sie den Oberkörper anheben wie bei der Brücke in Rückenlage (siehe Seite 62). Die Arme vom Boden heben, sodass Sie mit den Schulern auf einer Ebene sind. Den Blick auf die Oberschenkel richten.

Einatmen: Vorbereiten.

3 Ausatmen: Die Arme nach oben führen, dabei die Ellbogen abwinkeln, als ob Sie einen Hut abnehmen würden. Gleichzeitig die Beine strecken und den Ball vorwärts schieben.

4 Einatmen: Die Arme im Halbkreis zurückführen. Die Beine beugen und mithilfe der rückwärtigen Oberschenkelmuskeln den Ball zurückrollen.

5- bis 10-mal wiederholen.

Halten Sie den Oberkörper die ganze Zeit gebeugt und den Blick auf die Oberschenkel gerichtet. Die Arme beim Kreisen im Blickfeld behalten. Darauf achten, dass die Arme nicht zu weit nach hinten geführt werden. Während der ganzen Übung die Bauchmuskeln flach halten.

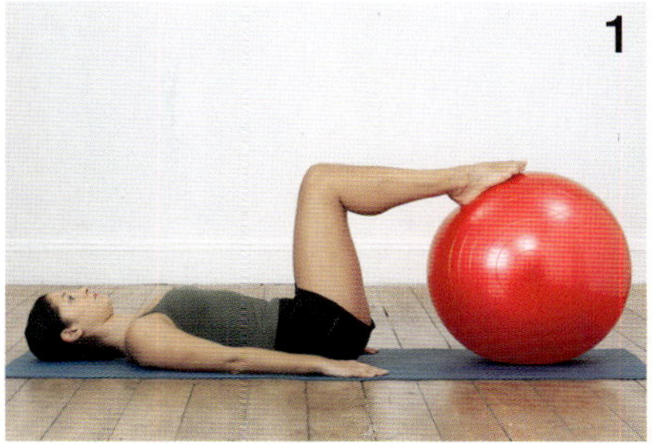

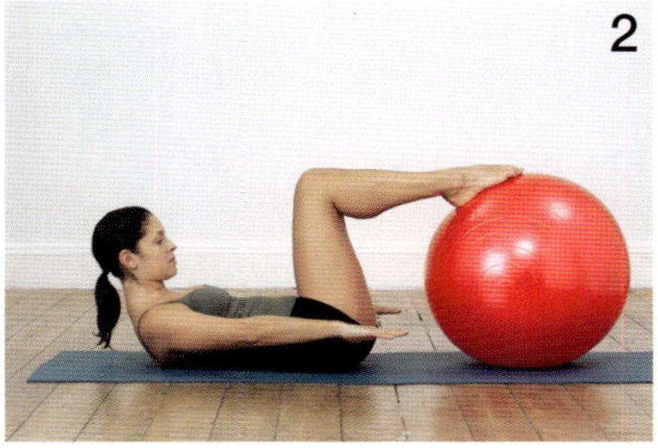

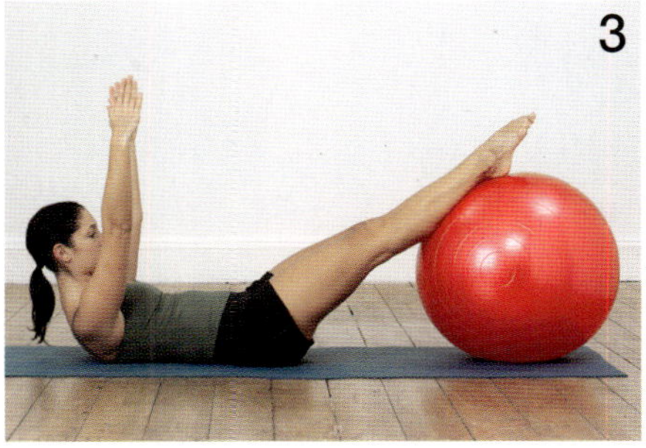

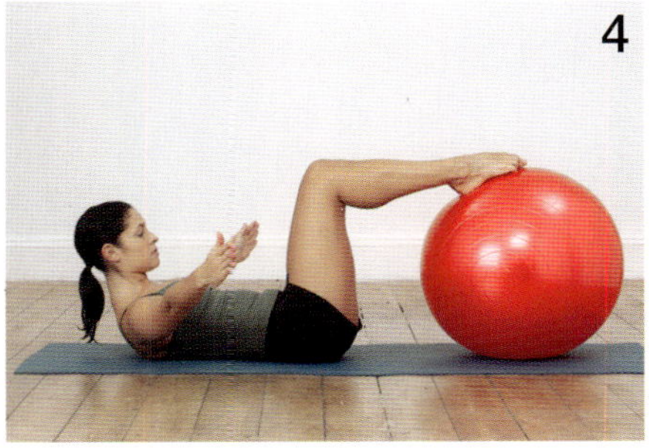

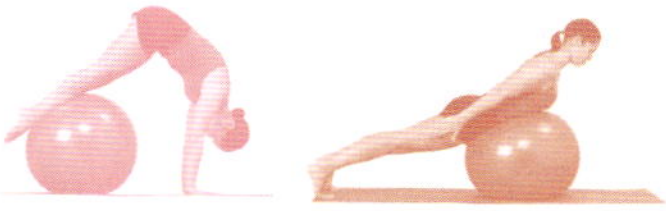

Brustschwimmen

Fokus: Verlängern der Wirbelsäule.

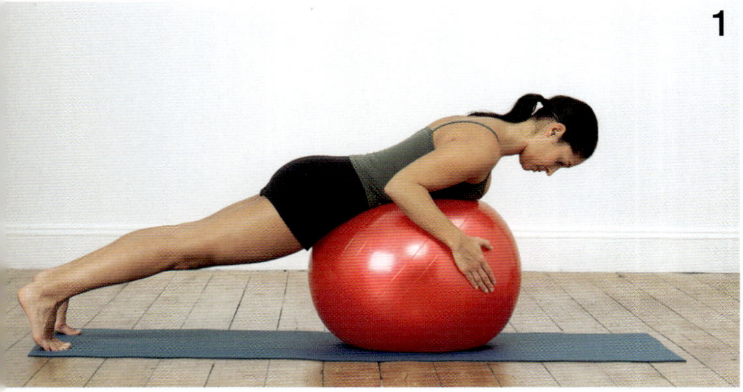

1

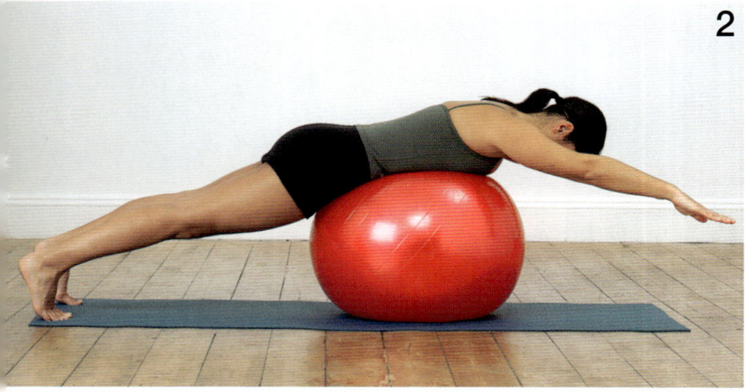

2

1 Ausgangsposition: Bauchlage auf dem Ball einnehmen. Der Mittelkörper ruht auf dem Ball, das Becken ist neutral. Die Beine sind gestreckt, die Zehen aufgestellt, die Füße sind hüftbreit voneinander entfernt. Die Hände liegen auf dem Ball. Der Hals ist lang.

Einatmen: Vorbereiten.

2 Ausatmen: Die Kernmuskeln aktivieren. Die Arme nach vorne strecken und sich leicht über den Ball beugen. Die Schulterblätter in der optimalen Position halten, die Schultern nicht hochziehen.

3 Einatmen: Die Arme in einer Kreisbewegung zur Seite und zurück zum Ball führen, während die Wirbelsäule sich verlängert.

4 Der Kopf ist auf einer Linie mit der Wirbelsäule. Darauf achten, dass Sie nicht zu weit nach vorne schauen und den Nacken nicht verkürzen. Ziehen Sie in einer v-förmigen Bewegung die Schulterblätter in Richtung Becken und leicht aufeinander zu.

8- bis 10-mal wiederholen.

Entspannen Sie sich mit der Übung „Muschel" (siehe Seite 47).

Stellen Sie sich vor, beim Ausatmen in ein Schwimmbecken einzutauchen und beim Einatmen die Arme durch das Wasser zurückzuziehen.

Während der ganzen Übung die gerade Linie der Wirbelsäule mithilfe der Gesäß- und rückwärtigen Oberschenkelmuskeln halten. Kernmuskeln, Beckenboden und querer Bauchmuskel sollten die ganze Zeit aktiviert sein.

3

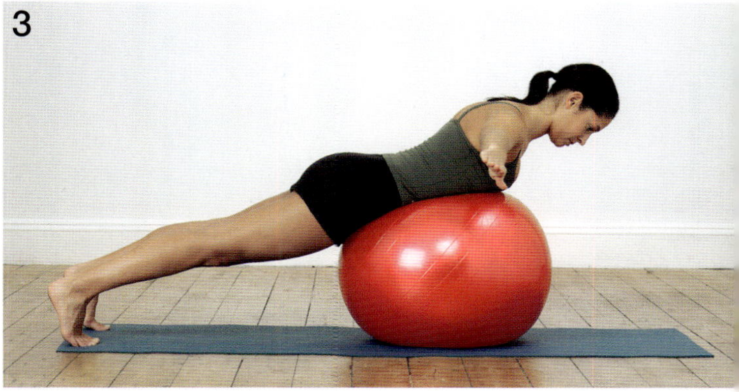

Der Stabilisierung der Schultern dient eine Gruppe von Muskeln im oberen Rücken, darunter die breiten Rückenmuskeln und der Kapuzenmuskel. Um die bestmögliche Kontrolle über diese Muskeln zu erlangen, konzentrieren Sie sich auf die Muskelarbeit unterhalb der Achselhöhlen und zwischen den Schulterblättern.

4

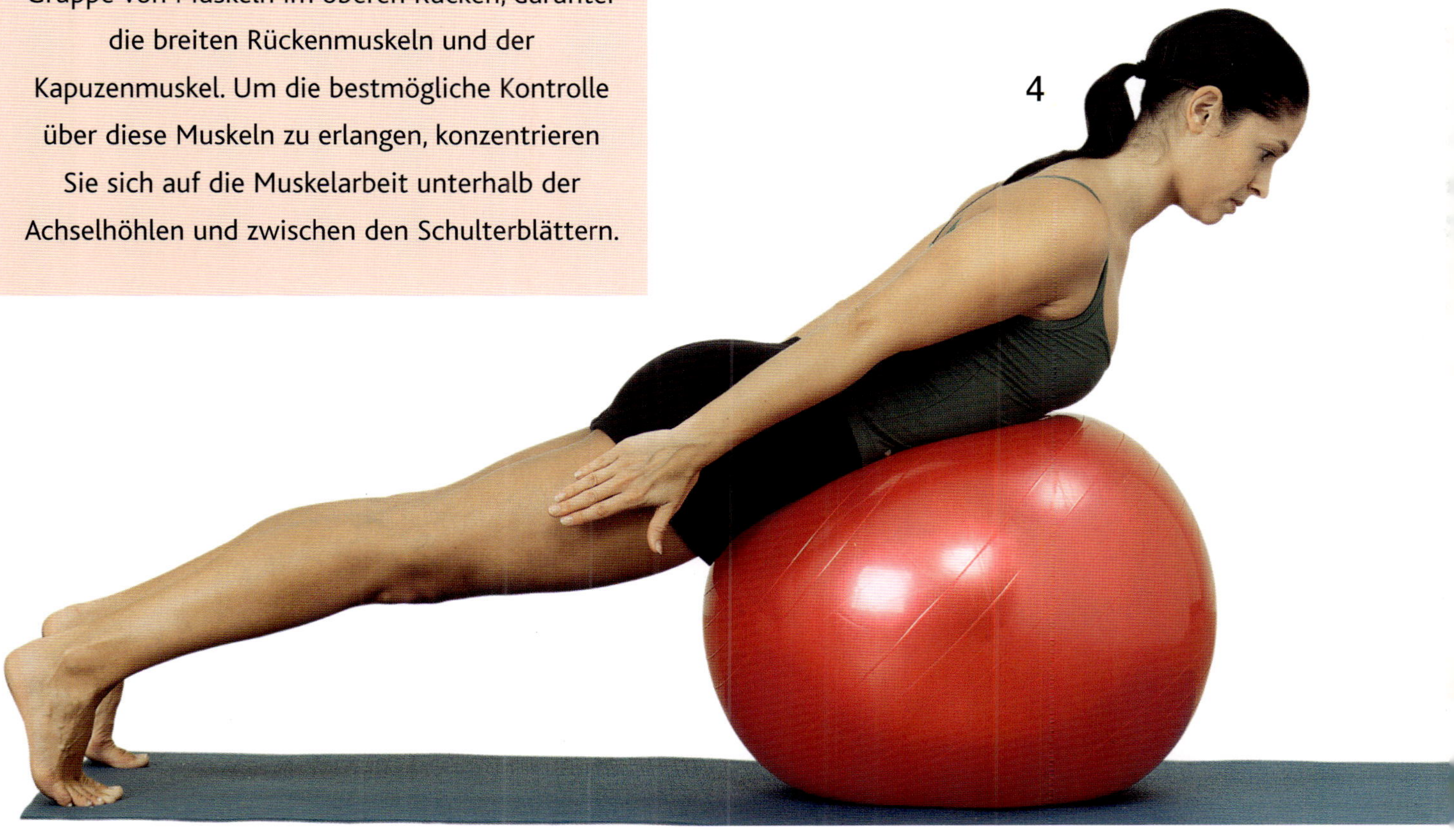

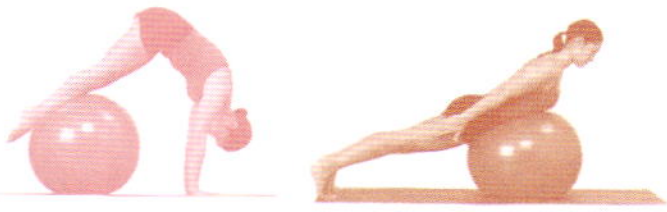

Beine strecken (Bauchlage)

Fokus: Förderung von Bauchmuskeln, Schulterstabilisierung und Beweglichkeit der Hüften.

1

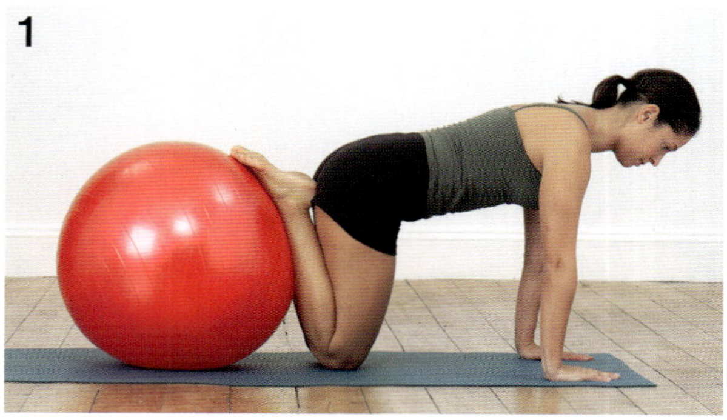

Aktivieren Sie Ihre Beinmuskeln, um Gesäß- und rückwärtige Oberschenkelmuskeln sowie die Kernmuskeln zu unterstützen. Darauf achten, dass die Schultern stabilisiert sind und der Hals lang bleibt. Stellen Sie sich vor, ein Stab liegt auf Ihrem Rücken und Sie drücken mit dem Kopf gegen das eine Stabende.

1 Ausgangsposition: Knien Sie auf allen vieren so vor dem Ball, dass die Schienbeine den Ball berühren. Das Becken ist neutral. Die Hände stehen unter den stabilisierten Schultern. Der Hals ist lang, und die Augen sind auf den Boden gerichtet.

Einatmen: Vorbereiten.

2 Ausatmen: Heben Sie die Knie an, und strecken Sie die Beine so, dass sich der Ball nach hinten rollt. Diese Bewegung endet in der Brückenposition, bei der sich der Körper vom Kopf bis zu den Füßen in einer geraden Linie befindet. Darauf achten, dass die Kernmuskeln aktiviert sind und das Becken in neutraler Position bleibt, es darf sich nicht absenken, weil Sie sonst ins Hohlkreuz gehen.

Einatmen: Den Ball wieder heranziehen und in die Ausgangsposition zurückkehren.

3- bis 5-mal wiederholen.

2

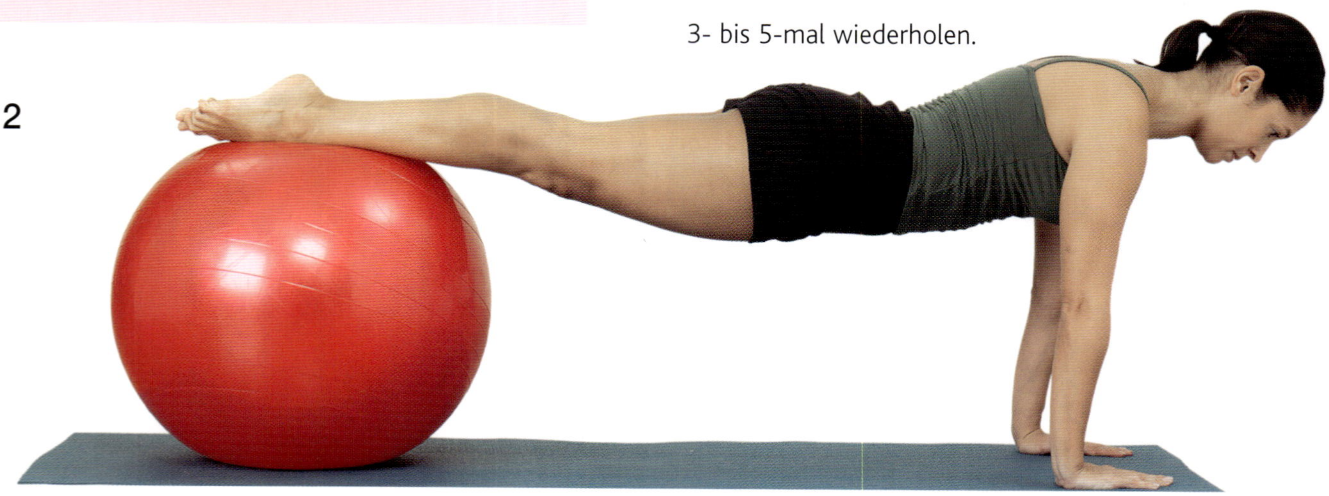

Elefant

Fokus: Beugung der Lendenwirbelsäule.

1 Ausgangsposition: Bauchlage auf dem Ball einnehmen, sodass die Oberschenkel auf ihm ruhen. Die Beine sind geschlossen. Das Becken ist aktiviert (leicht angehoben). Die Halswirbelsäule neigt sich mit dem Kinn zusammen zur Brust. Die Hände stehen unter den stabilisierten Schultern. Die Kernmuskeln aktivieren, dabei besonders auf die schrägen Bauchmuskeln achten. Gesäß- und Beinmuskeln zur Unterstützung der Position anspannen.

1

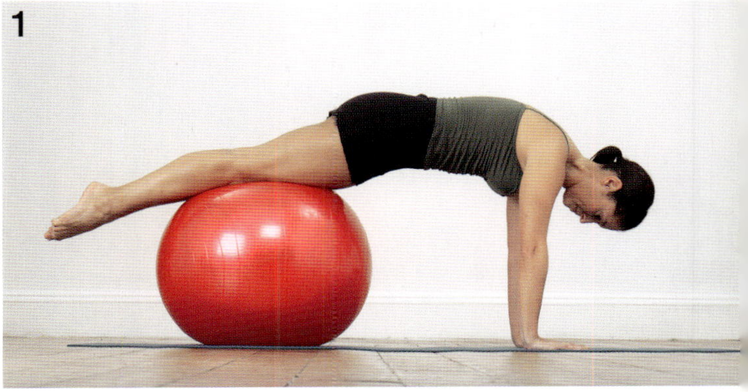

Einatmen: Vorbereiten.

2 Ausatmen: Setzen Sie die Bauchmuskeln ein, um den Ball an Ihre Arme heranzuziehen. Der Po hebt sich, und der Abstand zwischen Hüftknochen und Brustkorb verringert sich. Diese Übung erfordert eine hohe Konzentration auf die Kernmuskeln, weil sich sonst zu viel Gewicht auf die Hände verlagert.

Einatmen: Den Körper absenken, aber nicht ganz in die Startposition zurückkehren.

10-mal wiederholen.

2

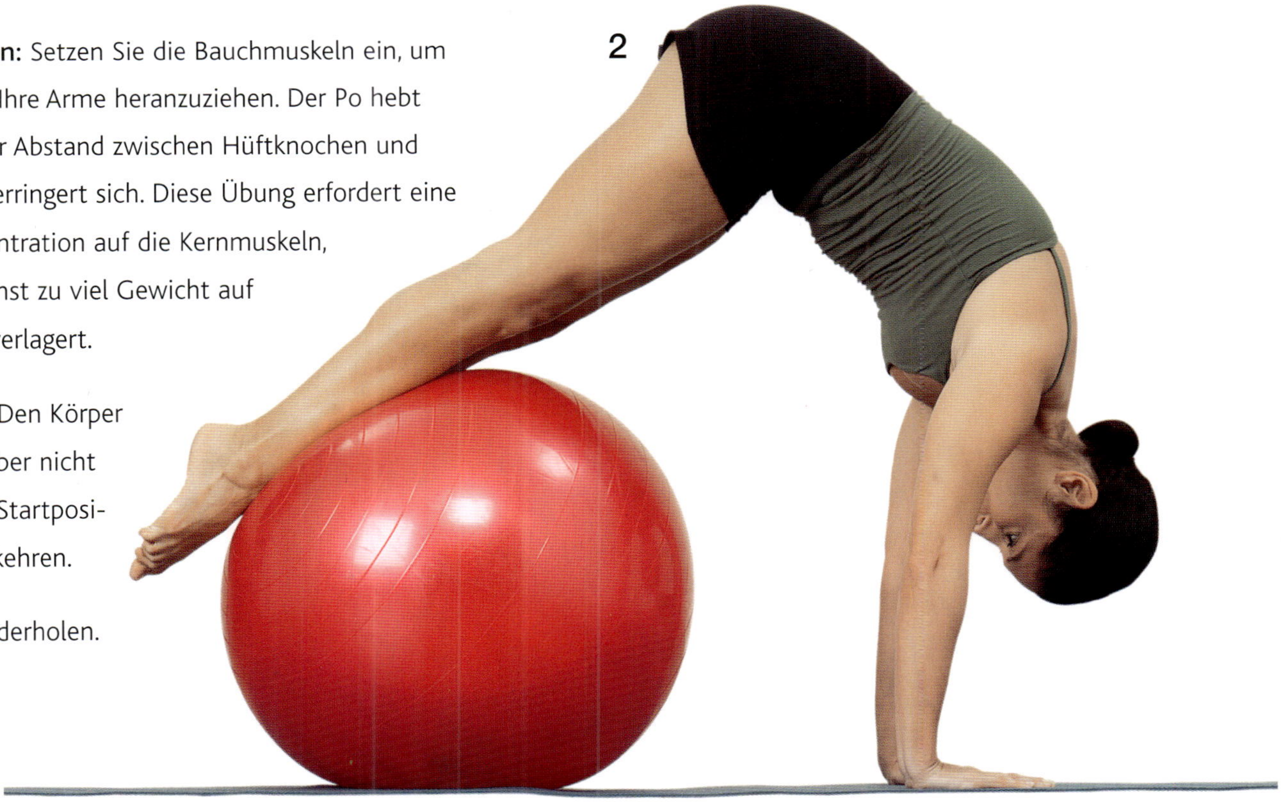

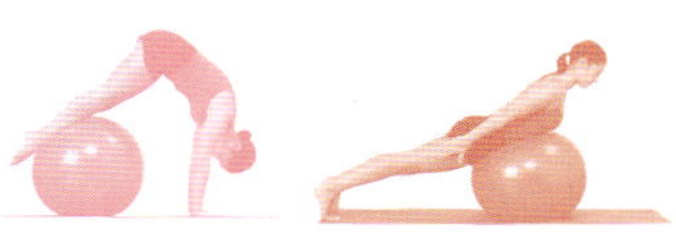

Seitwärts drehen

Fokus: Drehung der Wirbelsäule.

1 Ausgangsposition: Setzen Sie sich aufrecht auf den Ball. Das Becken ist neutral. Die Füße stehen in Hüftbreite. Die Arme seitwärts ausstrecken mit den Handflächen nach unten.

Einatmen: Vorbereiten.

2 Ausatmen: Die Kernmuskeln aktivieren, während Sie das rechte Bein anheben, sich nach rechts drehen und die rechte Hand auf den Ball legen. Während der Drehung die Hüftknochen in einer Ebene halten und sich auf die schrägen Bauchmuskeln konzentrieren. Denken Sie daran, dass der linke äußere schräge Bauchmuskel und der rechte innere schräge Bauchmuskel Sie nach rechts ziehen. Die Schultern in einer Linie halten. Das Kinn stets auf die Körpermittelachse ausrichten.

2

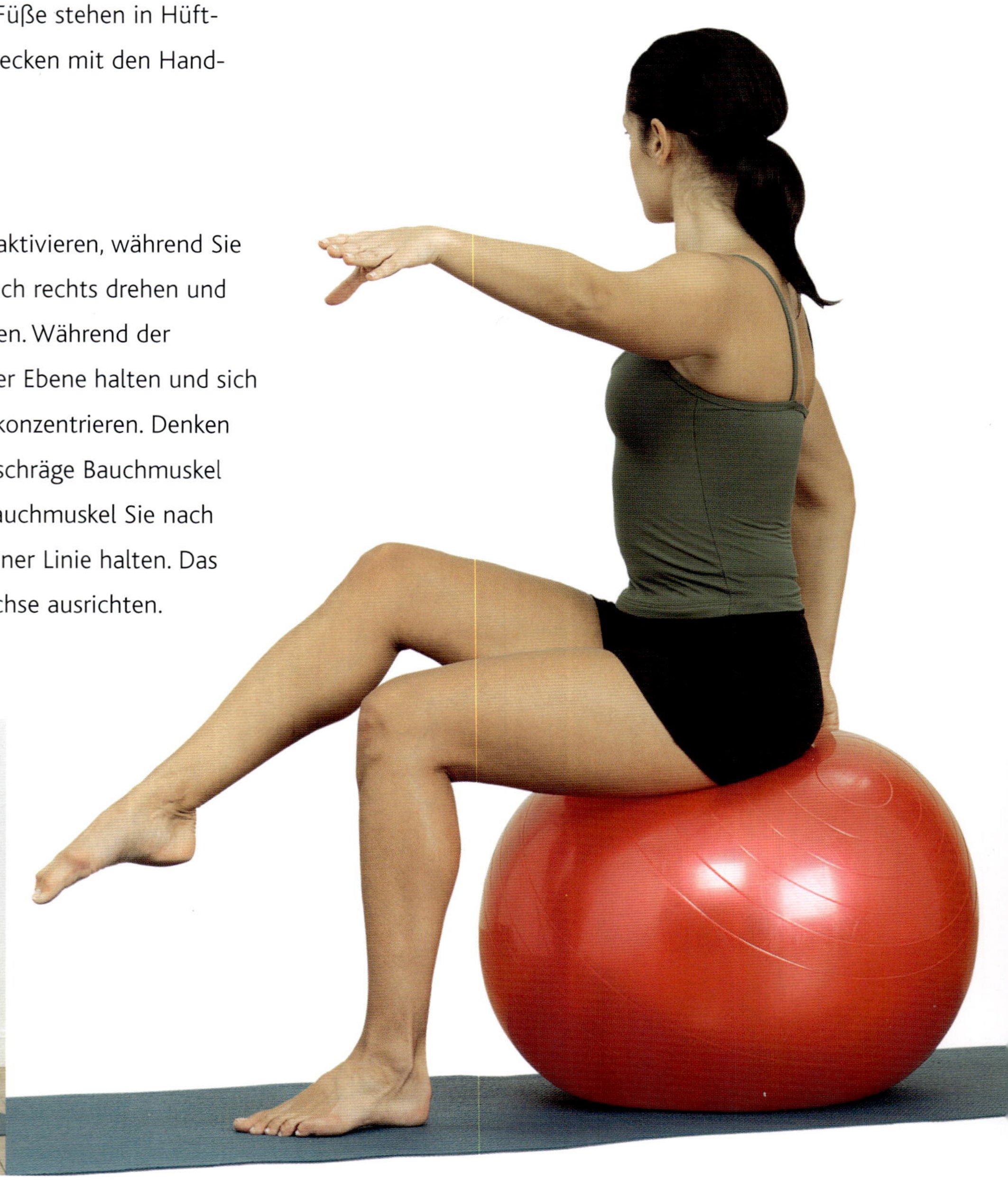

1

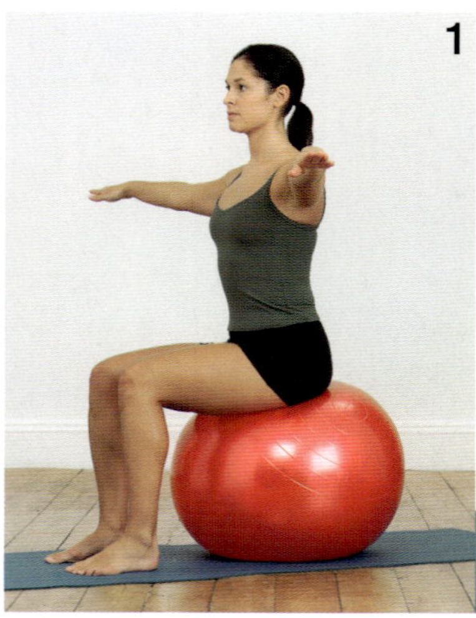

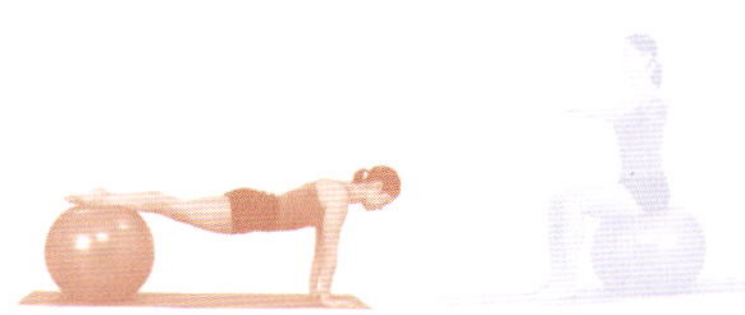

3 Einatmen: Den Oberkörper wieder nach vorne drehen. Dabei das Bein senken und den Arm ausgestreckt auf Schulterhöhe heben.

4 Ausatmen: Die Übung auf der anderen Seite ausführen, indem Sie das linke Bein anheben und wie in Schritt 2 beschrieben fortfahren.

Einatmen: Den Oberkörper wieder nach vorne drehen. Dabei das Bein senken und den Arm ausgestreckt auf Schulterhöhe heben.

3- bis 5-mal in jede Richtung wiederholen.

Konzentrieren Sie sich während der Drehung auf das Verlängern der Wirbelsäule. Stellen Sie sich vor, es zieht Sie jemand wie eine Marionette an einem Faden in die Höhe.

4

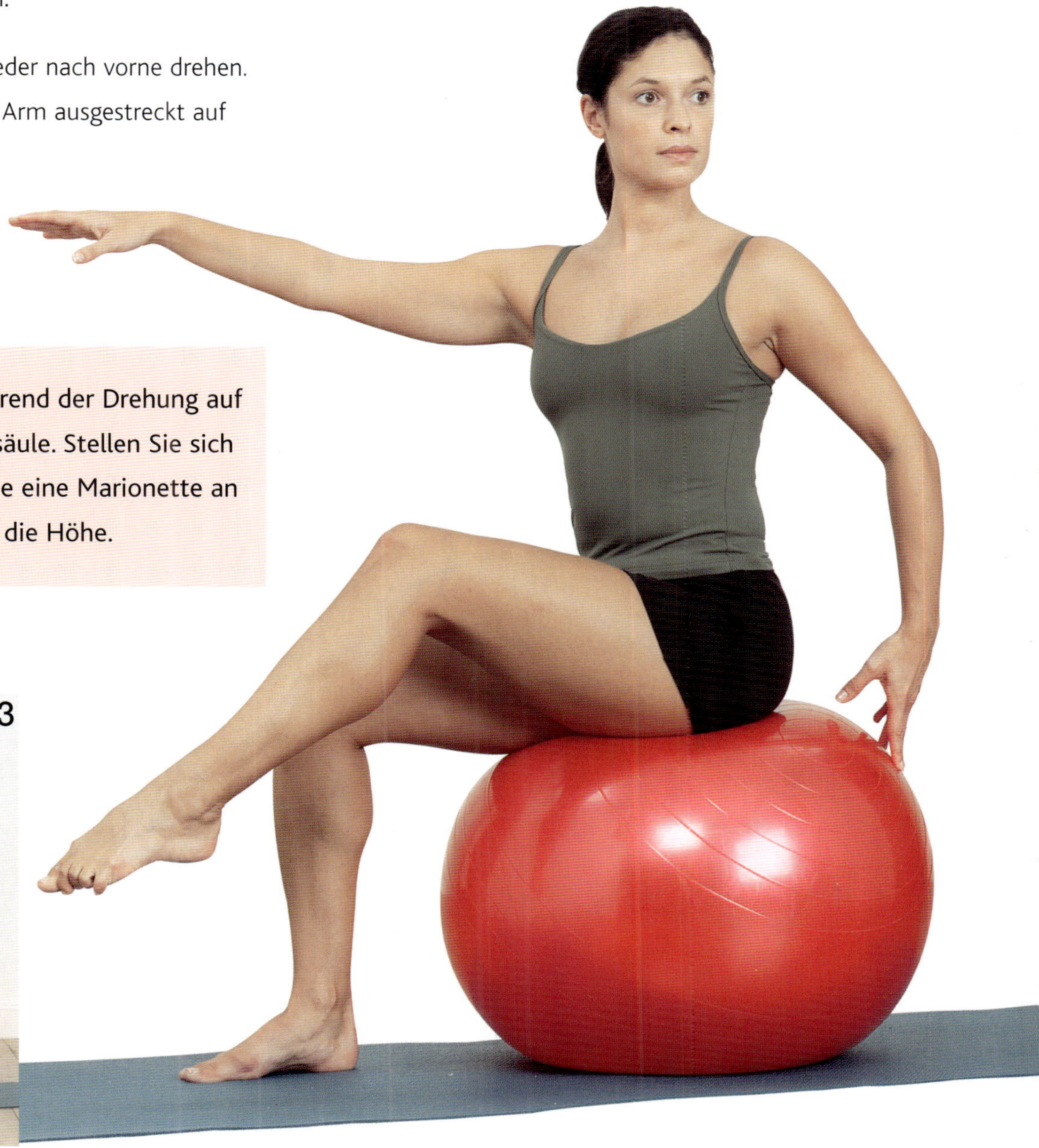

3

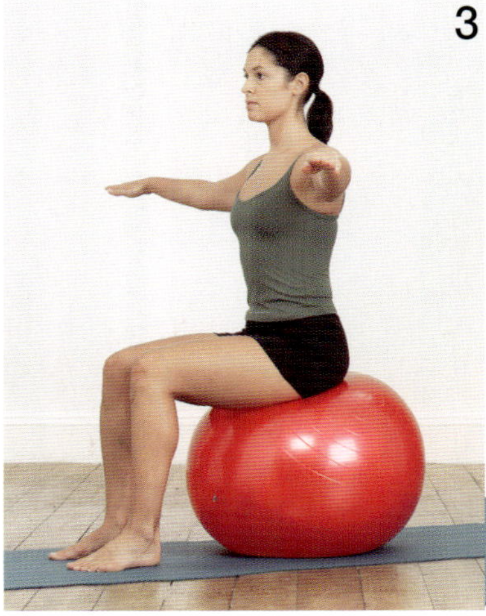

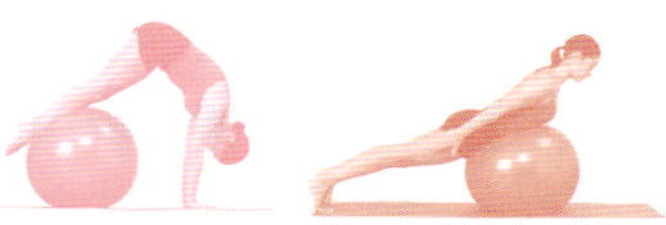

Meerjungfrau mit weiter Brust

Fokus: Seitwärts beugen mit weit geöffneter Brust.

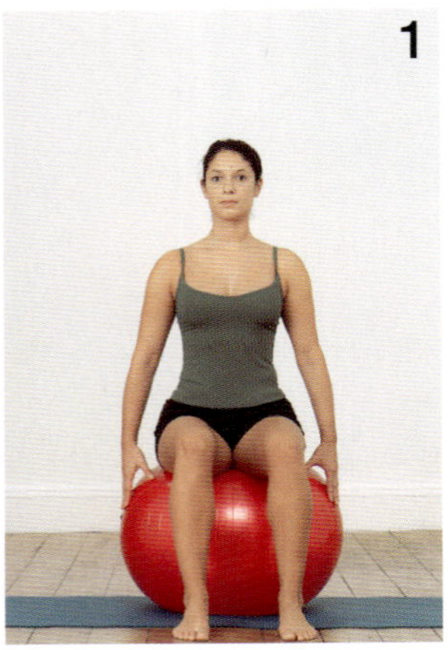

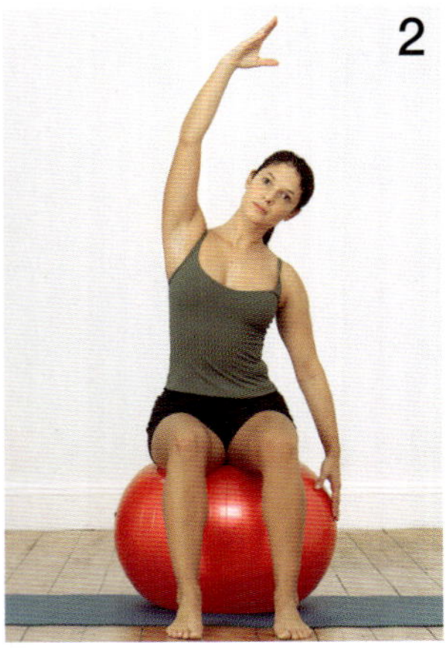

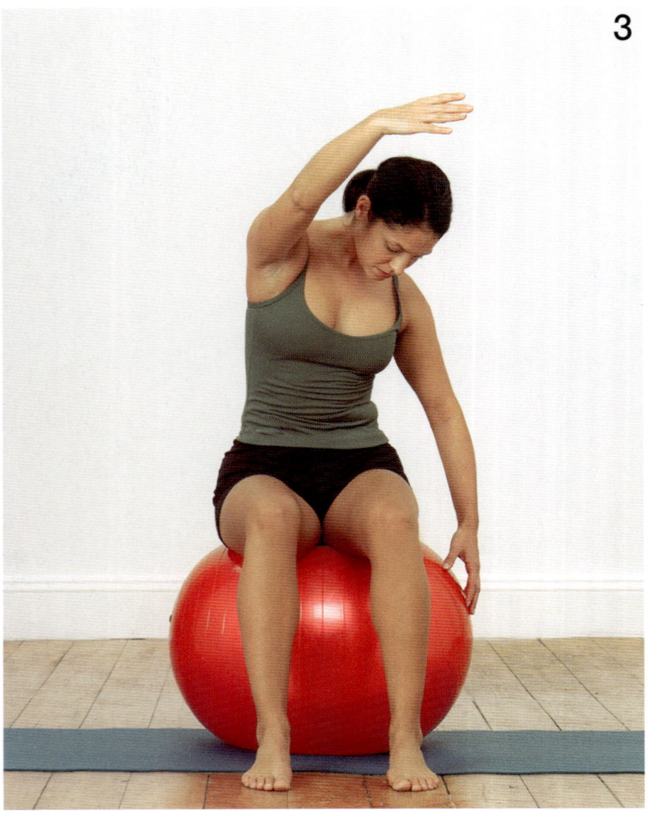

1 Ausgangsposition: Setzen Sie sich aufrecht auf den Ball. Das Becken ist neutral. Die Füße stehen in Hüftbreite. Die Fingerspitzen ruhen auf dem Ball.

Einatmen: Strecken Sie den rechten Arm zur Decke.

2 Ausatmen: Die Kernmuskeln aktivieren, während Sie den Oberkörper nach links neigen, wobei dann der Arm über dem Kopf steht. Das Gewicht muss auf den Sitzknochen liegen (der Po darf sich nicht vom Ball lösen). Die Schulter nicht hochziehen.

3 Einatmen: Drehen Sie sich nach vorne, ohne die Position des Armes zu verändern, und richten Sie den Blick nach unten.

Rufen Sie sich die Grundprinzipien des Pilates-Trainings immer wieder ins Bewusstsein: Atmung und die Position von Becken, Brustkorb, Schultern, Hals und Kopf.

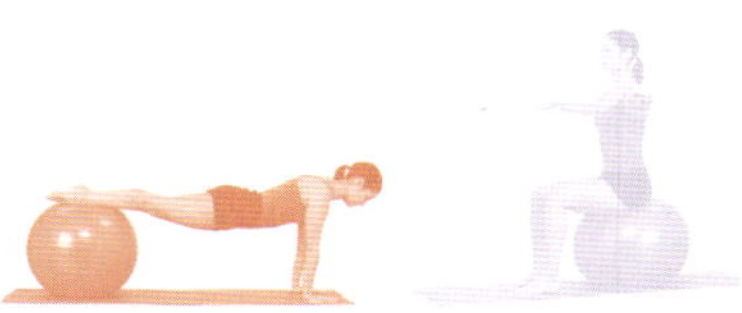

4 Ausatmen: Drehen Sie sich zurück, bis der Oberkörper wieder nach vorne weist. Er ist noch zur Seite geneigt, der Arm befindet sich über dem Kopf.

5 Einatmen: Führen Sie den erhobenen Arm nach hinten, wobei Sie ihm mit dem Blick folgen. Spüren Sie, wie sich dabei der Brustkorb öffnet.

6 Ausatmen: Drehen Sie sich zurück, bis der Oberkörper wieder nach vorne weist. Er ist noch zur Seite geneigt, der Arm befindet sich über dem Kopf.

Einatmen: Den Arm senkrecht nach oben strecken.

Ausatmen: In die Ausgangsposition zurückkehren.

Die Übung zur anderen Seite hin wiederholen.

3-mal zu jeder Seite hin wiederholen.

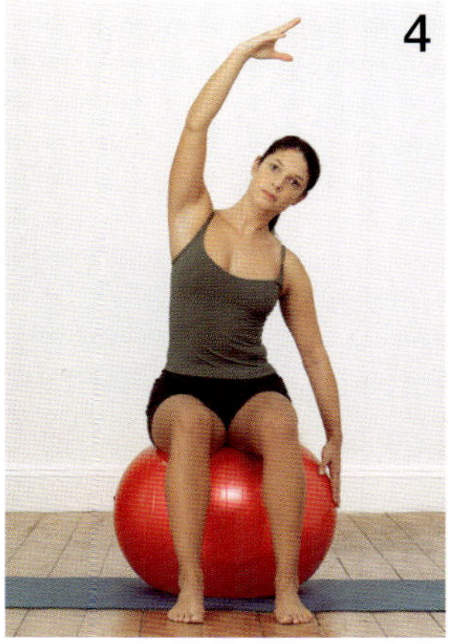

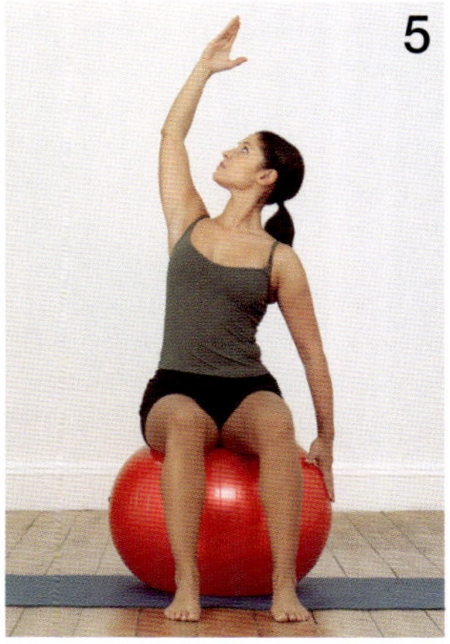

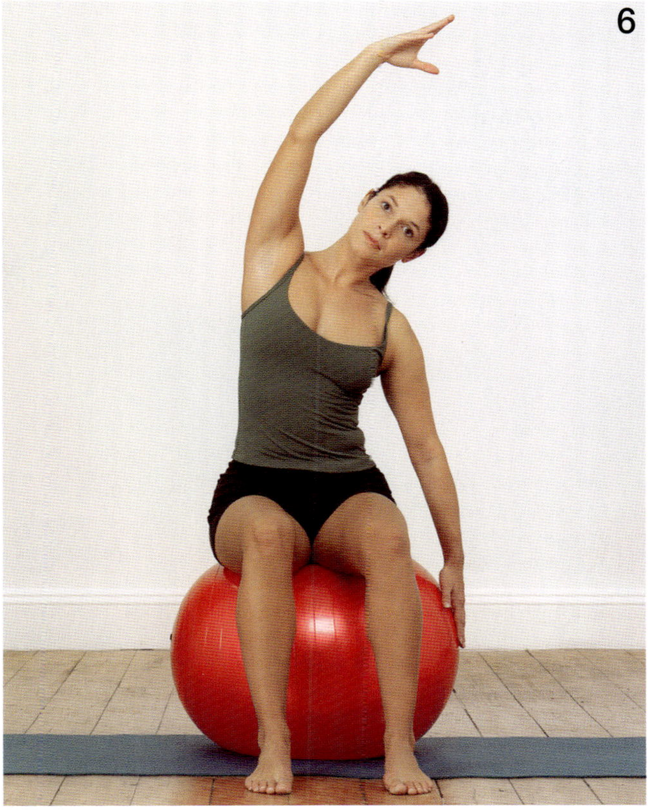

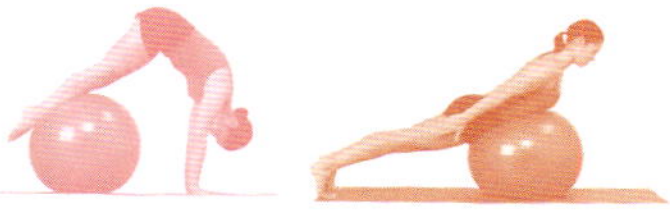

Kapitel 7

Stretch und Release

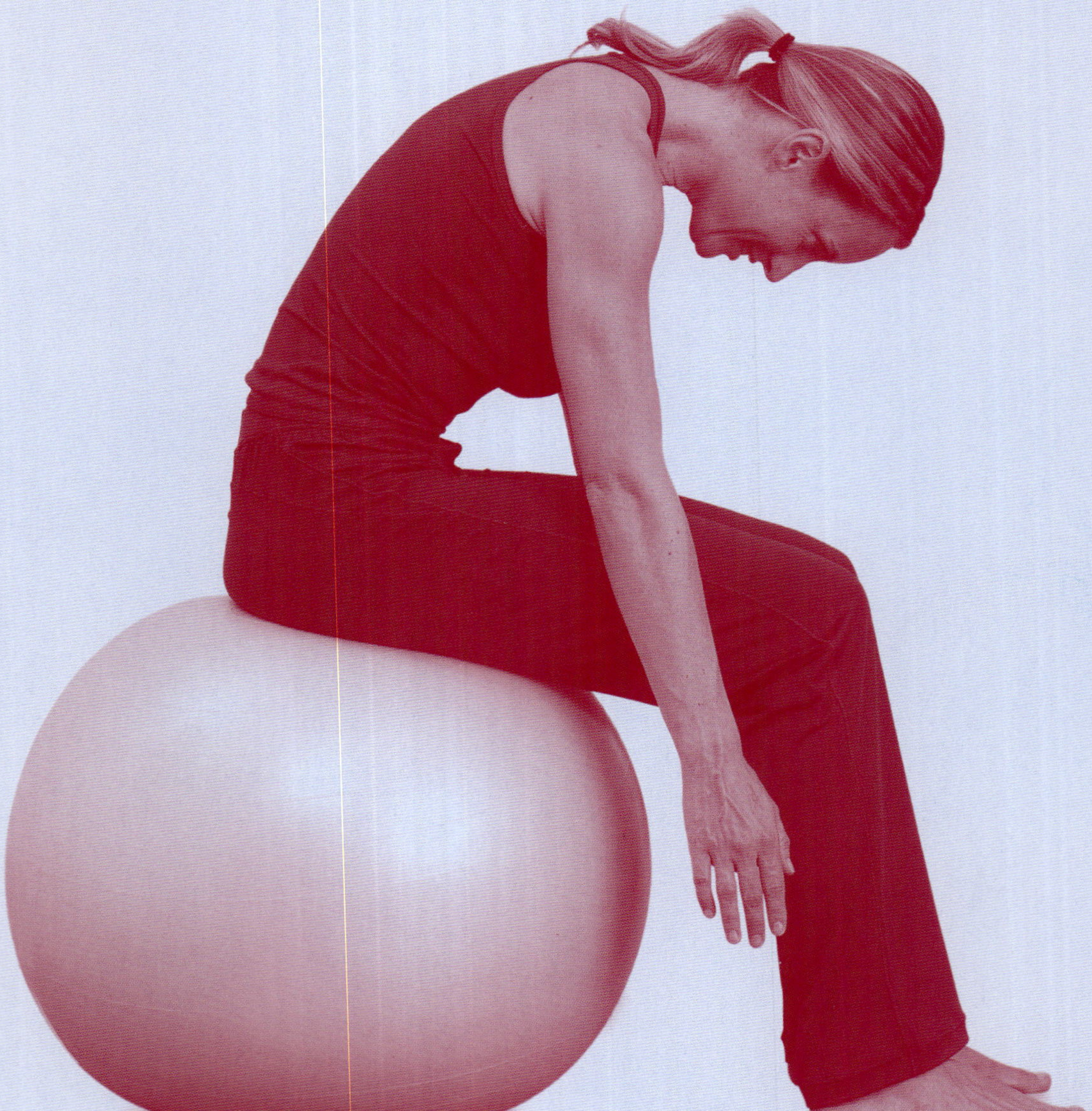

Stretch (Dehnen) und Release (Entspannen) ist der perfekte Weg, ein Workout zu beenden. Körper wie Geist kommen nach der Anstrengung des Trainings zur Ruhe. In diesem Kapitel lernen Sie Dehnübungen, die der Wirbelsäule und den Muskeln rund um die Hüften gut tun. Versuchen Sie, jede dieser Dehnungen zwischen 30 und 60 Sekunden zu halten. Vergessen Sie nicht, bei den Dehnübungen zu atmen, und achten Sie auf die Aktivierung der Kernmuskeln. Beides unterstützt Sie wirksam während der Übung.

Falls es Ihre Zeit erlaubt, sollten Sie sich als krönenden Abschluss Ihres Trainings fünf bis zehn Extraminuten Entspannung gönnen. Entweder indem Sie die Entspannungsübungen aus Kapitel 1 ausführen oder sich einfach nur ruhig hinlegen und bei meditativer Musik auf Ihren Atem konzentrieren.

Katze (Dehnen)

Fokus: Beweglichkeit der Wirbelsäule.

1 Ausgangsposition: Auf allen vieren vor dem Ball knien und die Hände in Schulterbreite darauf legen. Das Becken ist neutral. Die Knie sind hüftbreit.

Einatmen: Vorbereiten.

2 Ausatmen: Die Bauchmuskeln aktivieren und das Steißbein Richtung Boden drücken, während Sie den Ball an die Beine heranrollen.

3 Wenn der Ball Ihre Oberschenkel berührt, sollten sich Knie, Hüften und Schultern in einer geraden Linie befinden. Dabei sollte der Kopf mit langem Hals leicht nach vorne geneigt sein.

Einatmen: Die Position halten.

Ausatmen: Rollen Sie den Ball nach vorne, um erneut in die Startposition zu gehen. Achten Sie während der gesamten Übung darauf, dass das Becken neutral bleibt und sich nicht nach vorne oder hinten neigt. Durch konzentriertes Aktivieren der Bauchmuskeln lässt sich das verhindern.

3- bis 5-mal wiederholen.

Die Schultern nicht hochziehen. Ein leichter Druck auf den Ball hilft Ihnen, die Schultern zu stabilisieren.

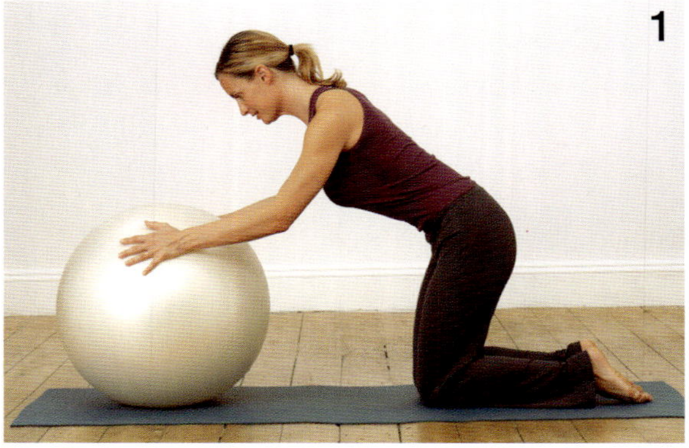

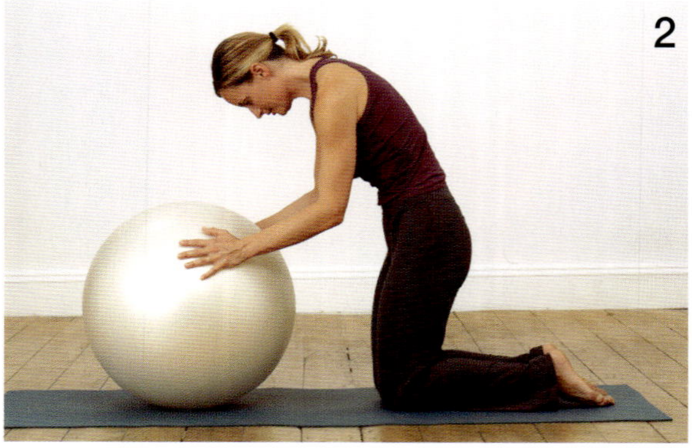

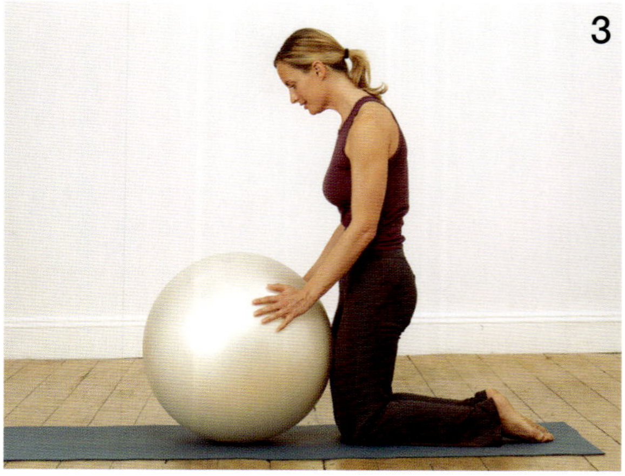

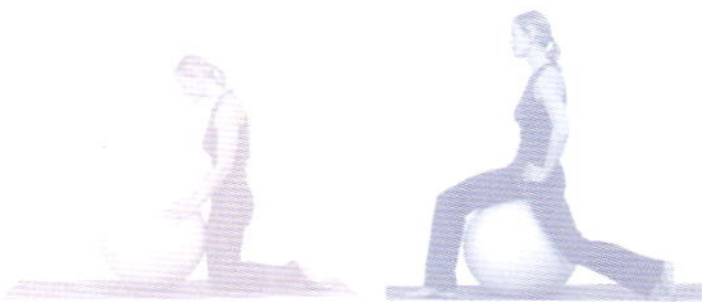

Dehnung nach vorne

Fokus: Beweglichkeit der Wirbelsäule.

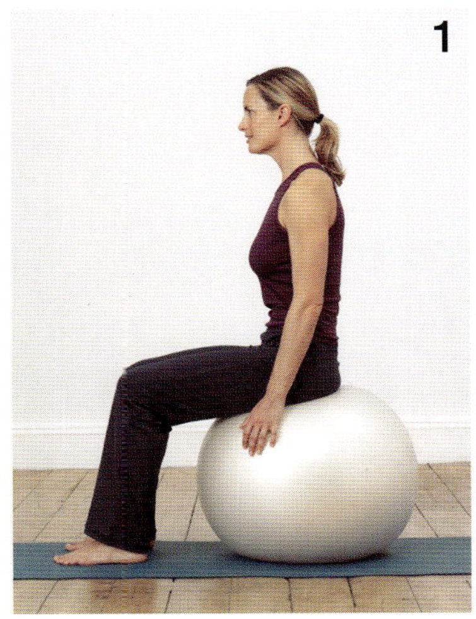

1

1 Ausgangsposition: Setzen Sie sich aufrecht auf den Ball. Das Becken ist neutral. Die Füße stehen in Hüftbreite. Die Fingerspitzen ruhen seitlich auf dem Ball.

Einatmen: Vorbereiten.

Ausatmen: Aktivieren Sie die Kernmuskeln, während Sie die Halswirbelsäule verlängern, indem Sie das Kinn leicht zur Brust senken. Rollen Sie die Wirbelsäule Wirbel für Wirbel ab, sodass sich Ihre Brust fast auf die Oberschenkel senkt. Das Abrollen sollte weich und fließend erfolgen.

2 Neigen Sie sich nur so weit nach vorne, wie es Ihnen angenehm ist; die Dehnung nicht forcieren. Die Arme locker herabhängen lassen. Die Schultern bleiben entspannt. Der lange Hals muss erhalten bleiben, daher das Kinn nicht auf die Brust drücken oder den Kopf in den Nacken nehmen.

Einatmen: Die Position halten.

Ausatmen: Richten Sie sich nun wiederum Wirbel für Wirbel auf. Spüren sie, wie sich der Abstand zwischen den Wirbeln vergrößert und damit die Wirbelsäule in eine lang gezogene aufrechte Position kommt. Die Schultern nicht hochziehen und den Hals lang lassen.

3- bis 5-mal wiederholen.

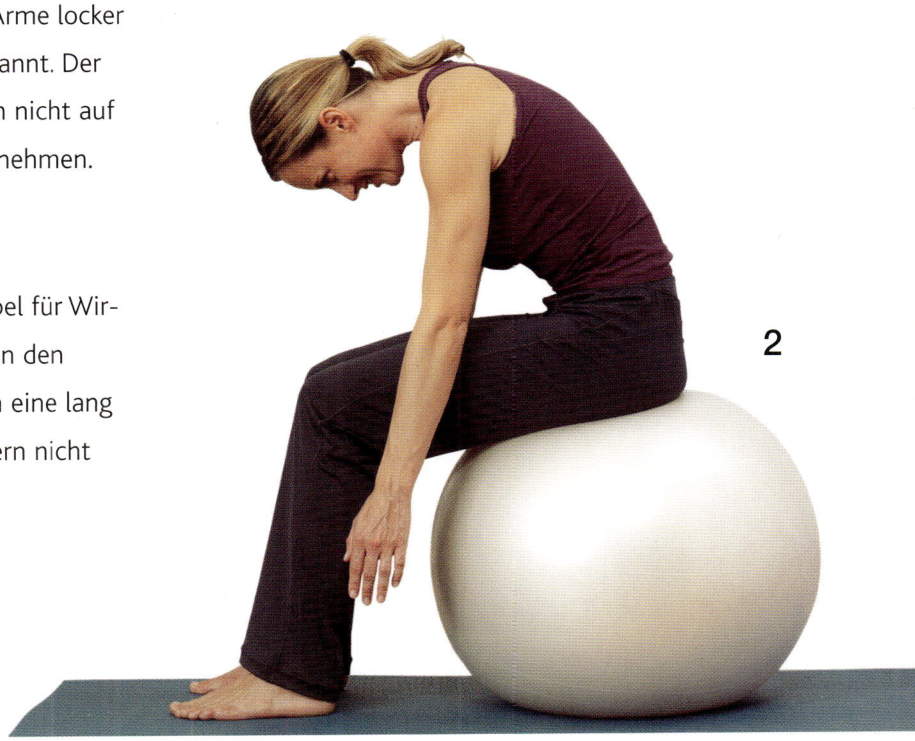

2

Hüftbeuger dehnen

Fokus: Hüftbeuger (an der Vorderseite der Hüften).

1 Ausgangsposition: Setzen Sie sich seitlich auf den Ball, sodass das rechte Bein angewinkelt auf dem Boden steht und das linke Bein leicht angewinkelt hinten aufgesetzt ist.

Einatmen: Vorbereiten.

2 Ausatmen: Aktivieren Sie die Kernmuskeln, und achten Sie dabei besonders auf die schrägen Bauchmuskeln und den Beckenboden, um das Becken zu neigen.

30 Sekunden halten. Mit der anderen Seite wiederholen.

1

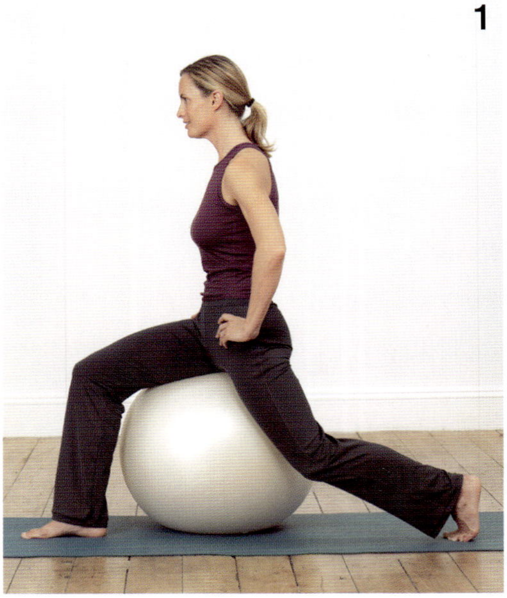

2

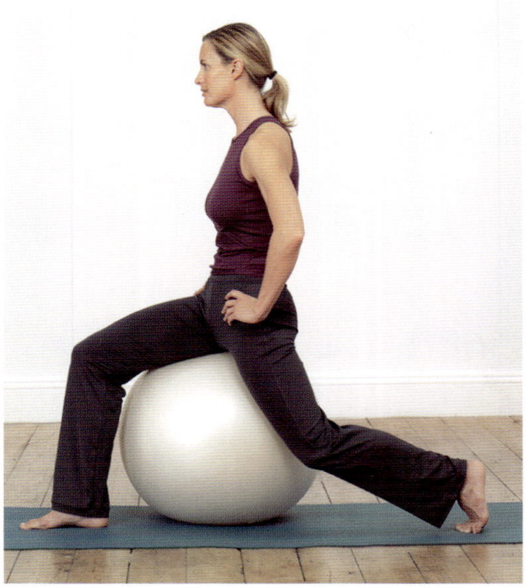

Bei dieser Übung wird das Becken aktiviert (siehe Seite 29), indem die Hüftknochen leicht nach hinten geschoben werden, wodurch sich der Abstand zum Schambein verkürzt. Die Bewegung wird durch den geraden und die schrägen Bauchmuskeln erzeugt. Das Steißbein wird dabei Richtung Boden gedrückt. Um die Hüften offen zu halten, spannt man die Gesäßmuskeln an.

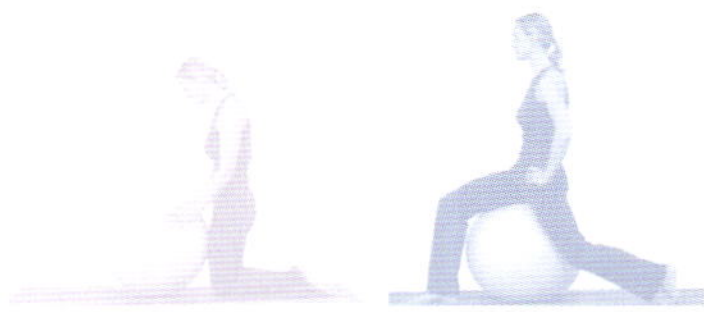

Gesäßmuskeln dehnen

Fokus: Gesäßmuskeln.

1 Ausgangsposition: In Rückenlage das gestreckte linke Bein auf den Ball legen, das rechte abgewinkelt auf das linke Knie. Das Becken ist neutral.

Einatmen: Vorbereiten.

2 Ausatmen: Rollen Sie mit dem gestreckten Bein den Ball auf sich zu, sodass Sie die Dehnung der Gesäßmuskeln spüren.

30 Sekunden halten. Und nach Beinwechsel wiederholen.

Achten Sie darauf, dass Sie bei dieser Übung gleichmäßig atmen, um sicherzustellen, dass die Muskeln entspannt bleiben.

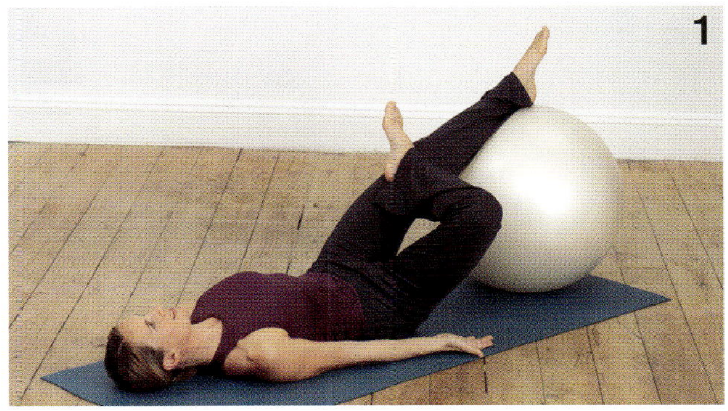

1

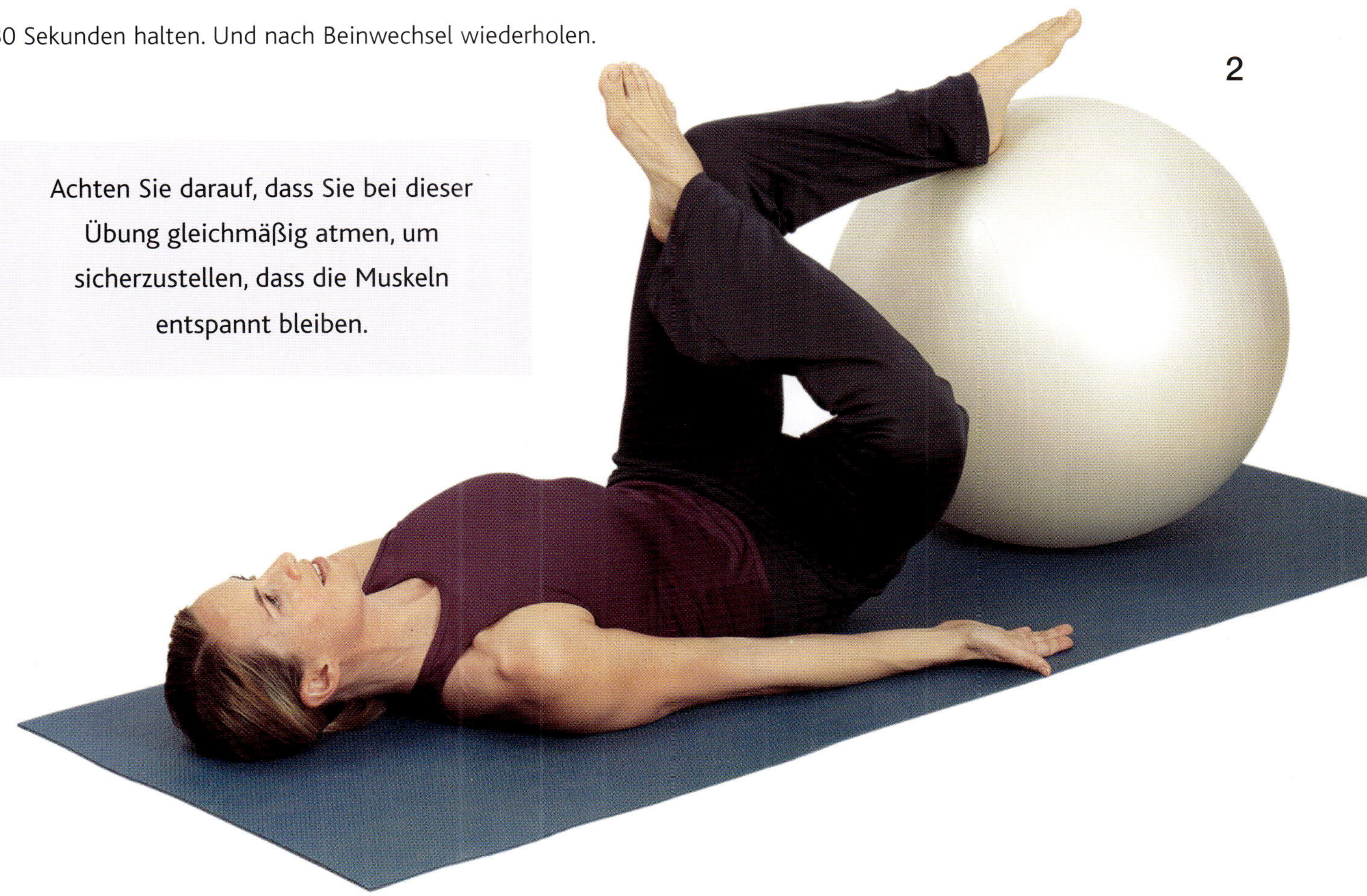

2

Workout-Programm

Ideal ist es, wenn Sie bei Ihrem Training alle Übungen der einzelnen Workouts ausführen – jeweils eine Übung aus jeder Rubrik. Auf den folgenden Doppelseiten finden Sie Workout-Vorschläge, die ein ausgewogenes Training gewährleisten. Variieren Sie Ihre Zusammenstellung – nicht nur Ihre Lieblingsübungen herauspicken. Wärmen Sie sich gut auf, und lassen Sie das Training mit „Stretch und Release" langsam ausklingen!

Workout Level 1

Wählen Sie jeweils eine Übung aus jeder Rubrik.

Warm-up

Atmung *(Seite 24)*

Neutrales Becken *(Seite 26)*

Aktivieren und lösen *(Seite 29)*

Hüfte lockern *(Seite 36)*

Wirbelsäulendrehung *(Seite 37)*

Hüftrolle *(Seite 38)*

Schulterblätter isolieren *(Seite 32)*

Heben und Senken der Schultern *(Seite 33)*

Armkreisen *(Seite 40)*

Brustkorb weiten *(Seite 41)*

Kopfnicken *(Seite 31)*

Beugen

Beine auf dem Ball *(Seite 44)*

Roll up vorbereiten *(Seite 50)*

Die Hundert (auf dem Ball sitzend) *(Seite 48)*

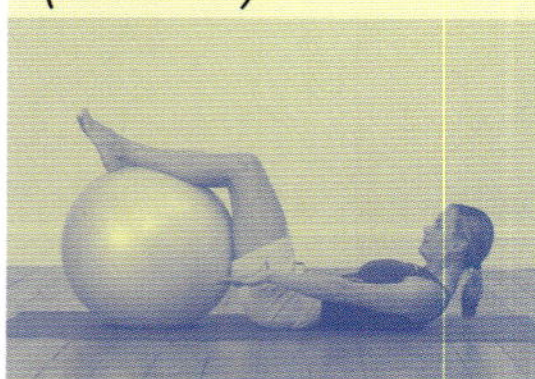

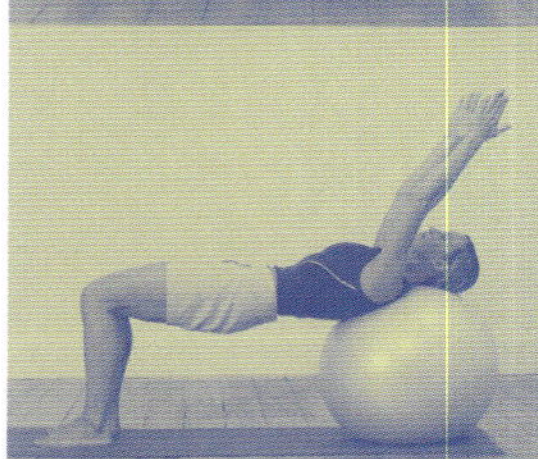

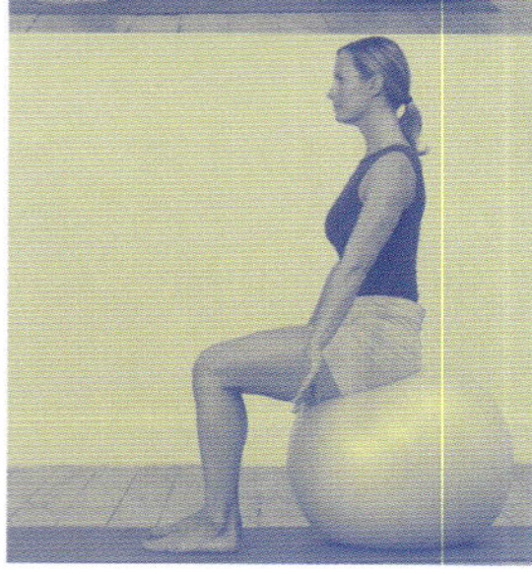

Lendenwirbel beugen

Den Ball heben (Rückenlage) *(Seite 54)*

Halbe Rolle rückwärts *(Seite 49)*

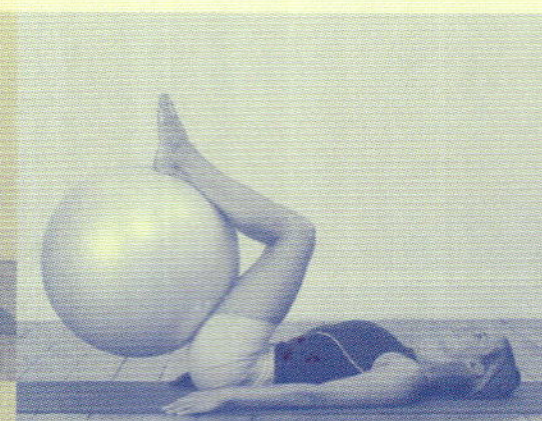

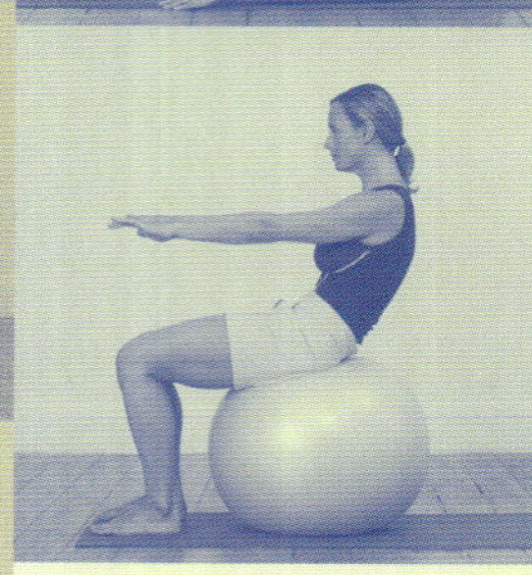

Dehnen

Brustschwimmen Level 1 *(Seite 46)*

(Entspannen mit „Muschel", *Seite 47*)

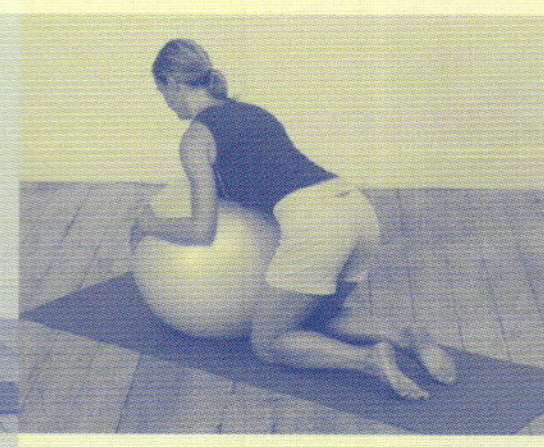

Drehen

Wirbelsäulendrehung *(Seite 51)*

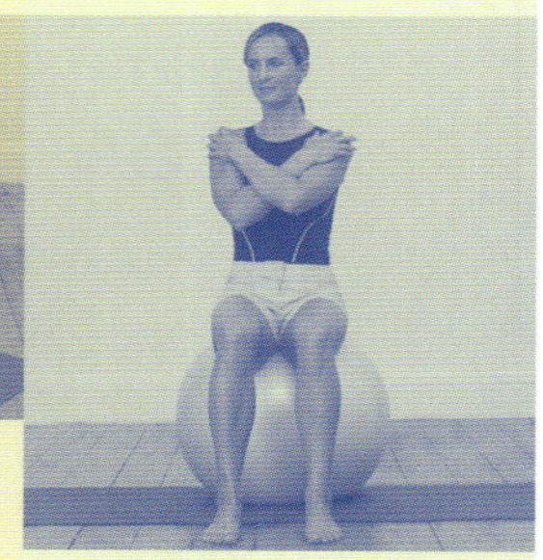

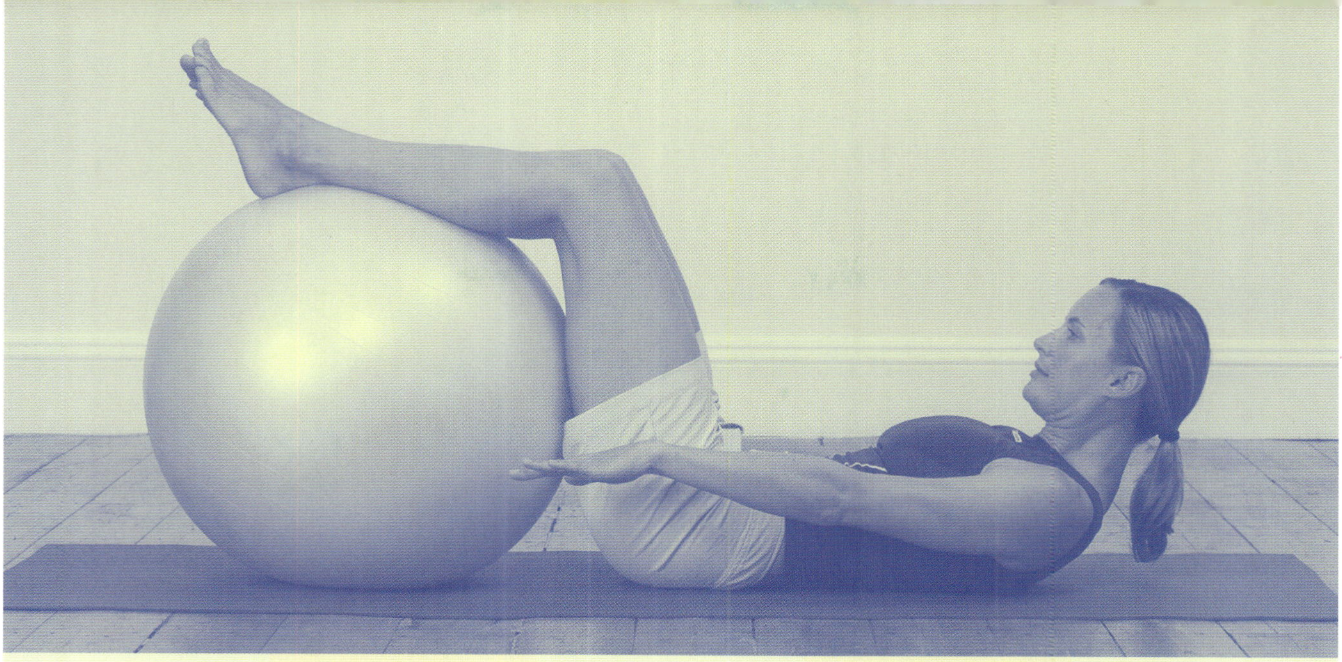

Hüften/Beine

Kreisen mit einem Bein
(Seite 52)

Beindehnung
(Seite 53)

Dehnen (für Hüfte und Po)
(Seite 56)

Den Ball heben (Bauchlage)
(Seite 55)

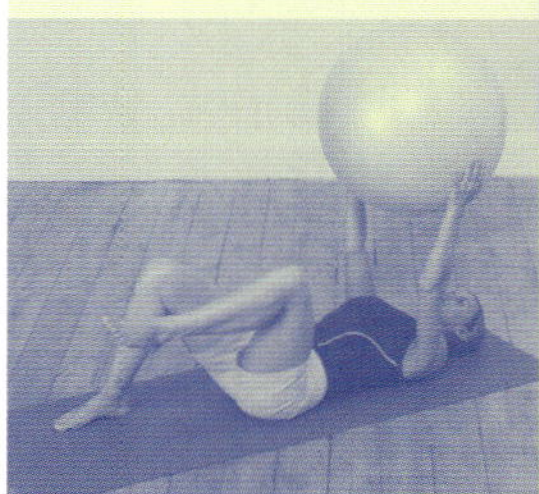

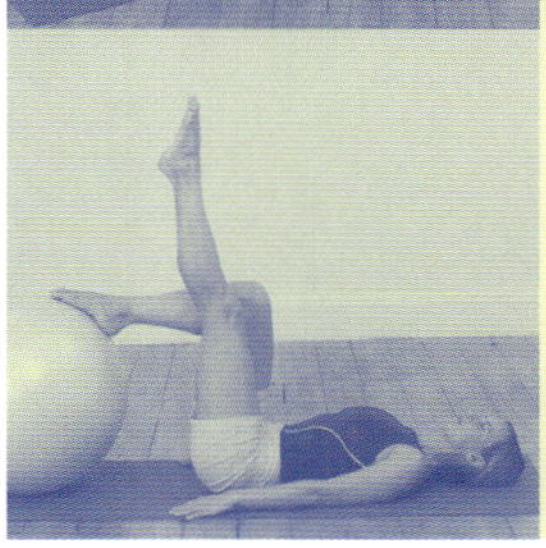

Brust

Push-ups
(auf dem Ball)
(Seite 58)

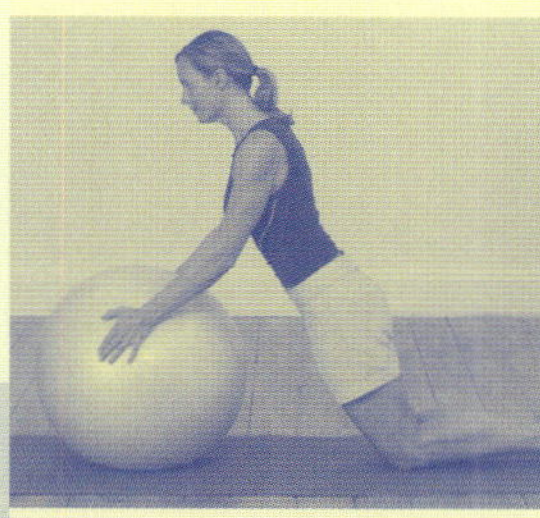

Schulterblätter

Schulterblätter stabilisieren
(in Bauchlage auf dem Ball)
(Seite 57)

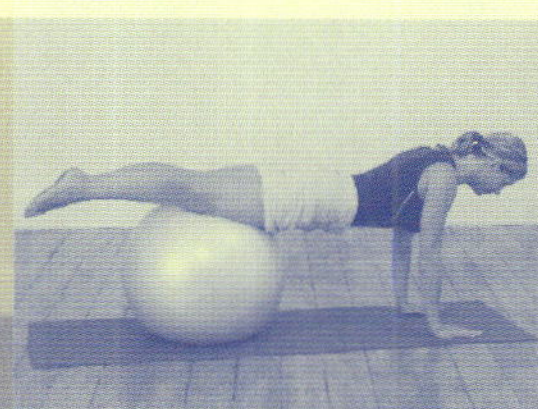

Seitwärts beugen

Meerjungfrau
(Seite 59)

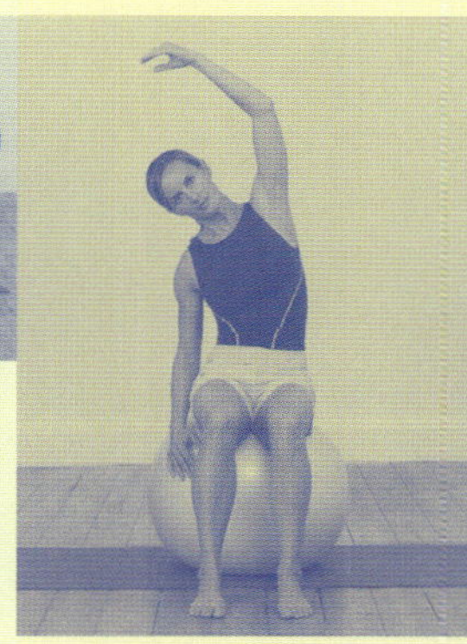

Stretch und Release

siehe Kapitel 7

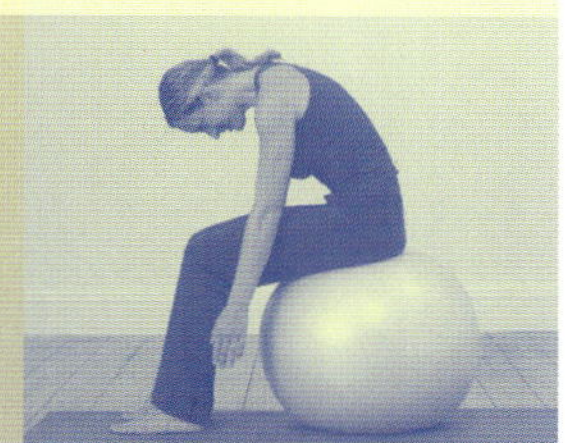

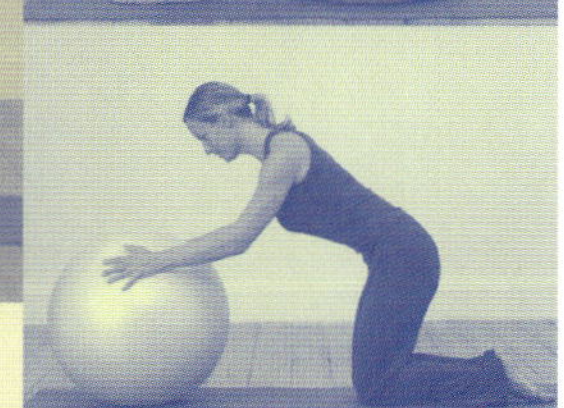

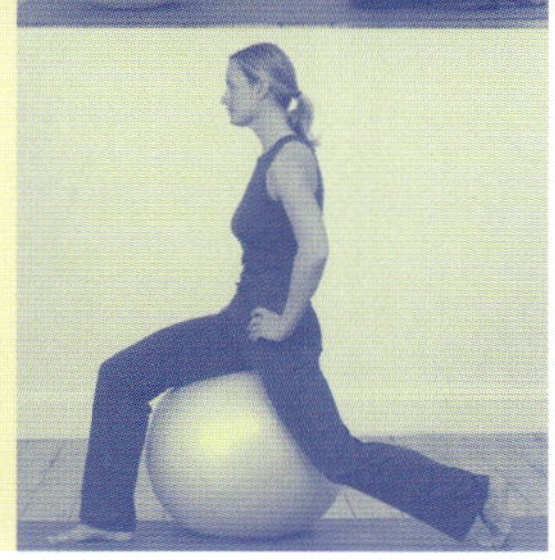

Workout Level 2

Dieses Workout enthält sowohl neue als auch Level-1-Übungen. Falls Ihnen dieses Training schwer fällt, bleiben Sie noch eine Weile beim vorhergehenden Workout. Es kommt nicht darauf an, schnell voranzukommen. Wichtig ist, dass Sie ein ausgewogenes Training ausführen, indem Sie aus jeder Rubrik eine Übung ausführen, sich gut aufwärmen und das Training mit Entspannung beenden.

Wählen Sie jeweils eine Übung aus jeder Rubrik.

Warm-up	Beugen	Lendenwirbel beugen	Dehnen	Drehen
Atmung *(Seite 24)*	Brücke in Rückenlage *(Seite 62)*	Den Ball heben (Rückenlage) *(Seite 54)*	Brustschwimmen Level 1 oder Level 2 *(Seite 46 oder 63)*	Wirbelsäulendrehung *(Seite 51)*
Neutrales Becken *(Seite 26)*	Roll up *(Seite 65)*	Halbe Rolle rückwärts *(Seite 49)*	(Entspannen mit „Muschel", *Seite 47*)	Halbe Drehung *(Seite 66)*
Aktivieren und lösen *(Seite 29)*	Die Hundert (am Ball) *(Seite 64)*			
Hüfte lockern *(Seite 36)*				
Wirbelsäulendrehung *(Seite 37)*				
Hüftrolle *(Seite 38)*				
Schulterblätter isolieren *(Seite 32)*				
Heben und Senken der Schultern *(Seite 33)*				
Armkreisen *(Seite 40)*				
Brustkorb weiten *(Seite 41)*				
Kopfnicken *(Seite 31)*				

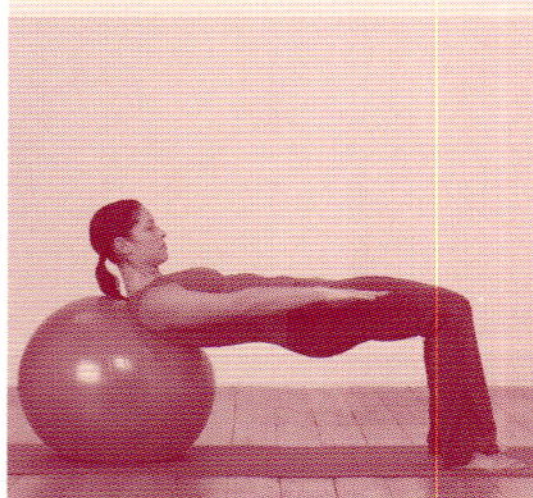
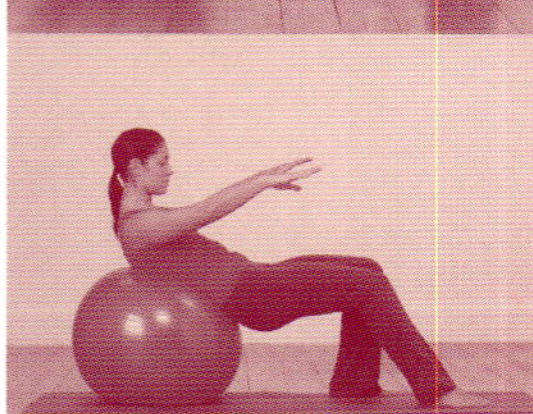
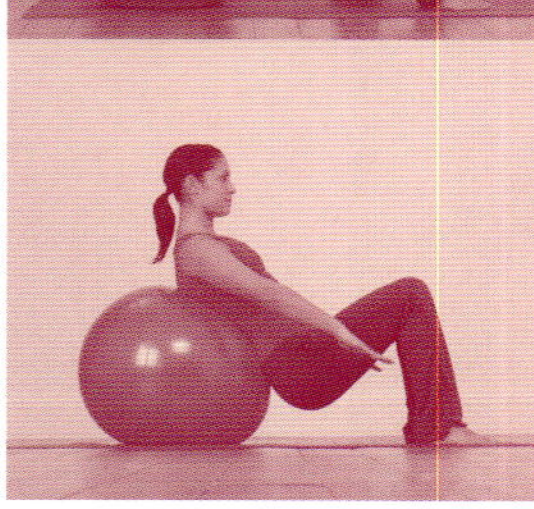
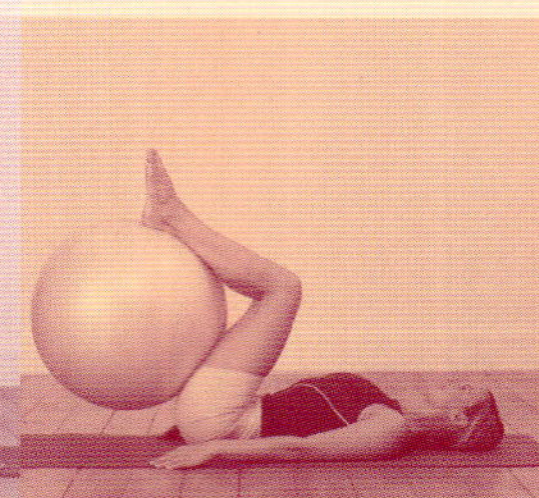
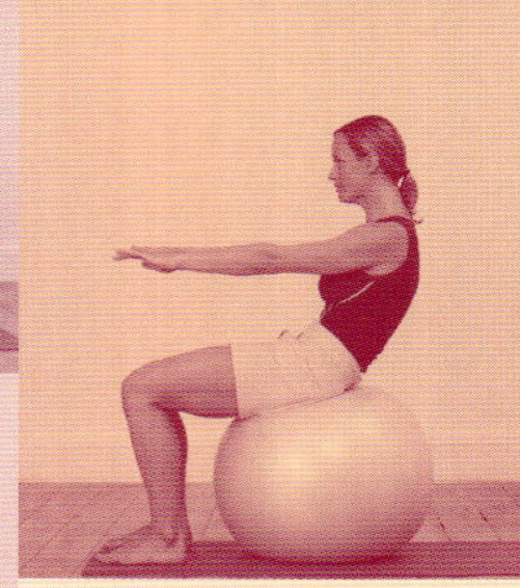
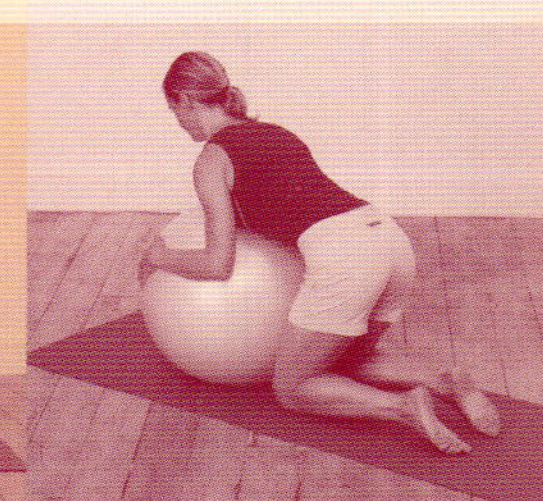
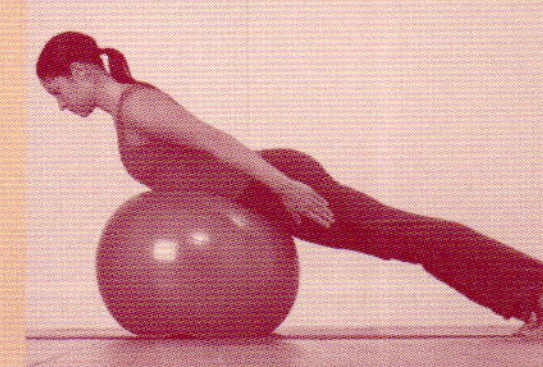
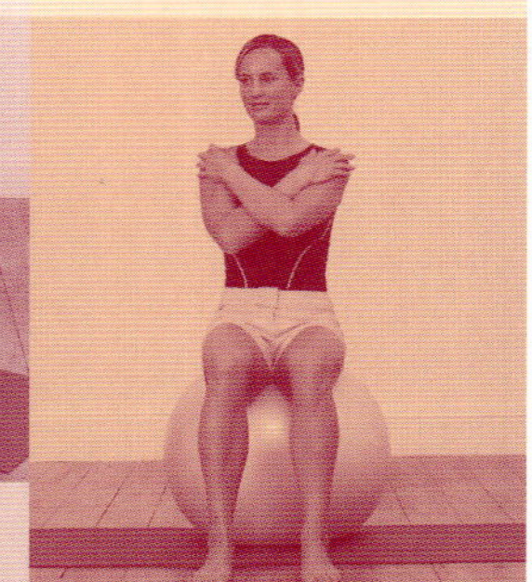
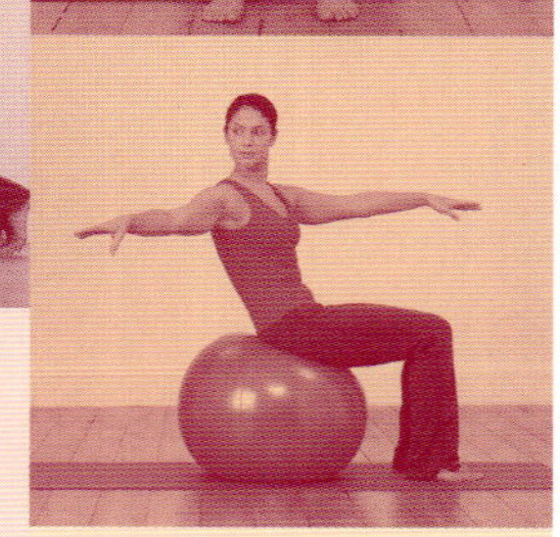

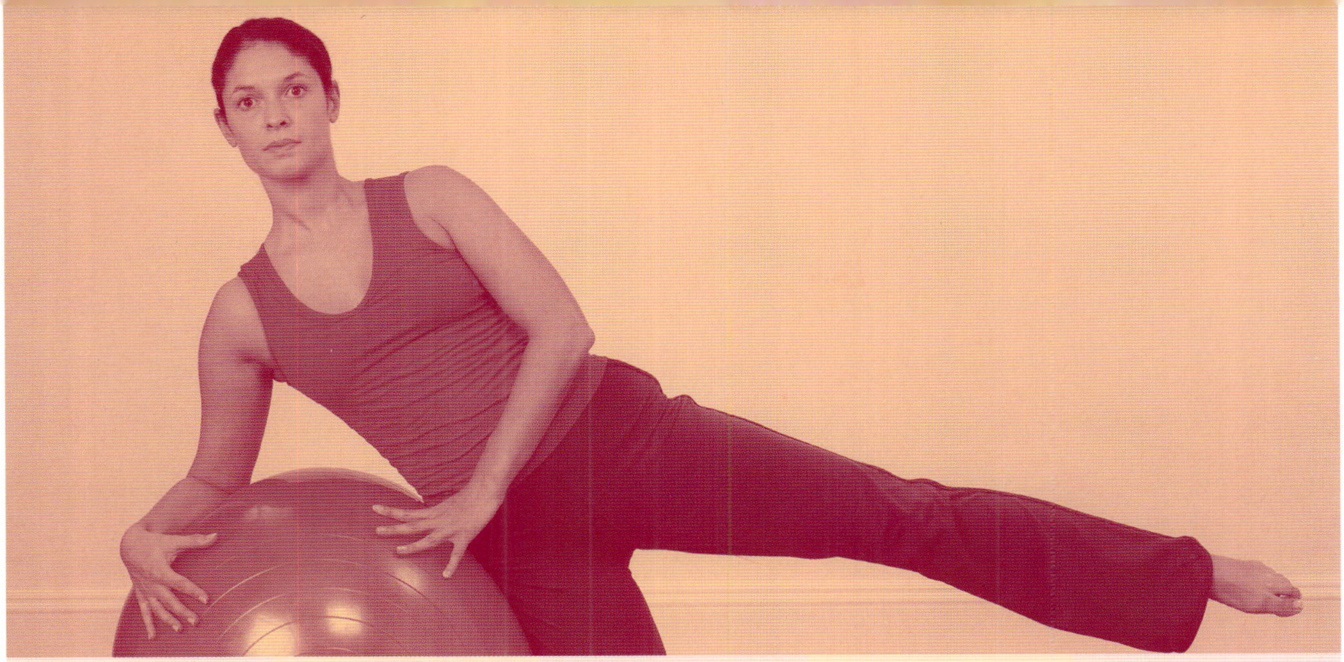

Hüften/Beine

Kreisen mit einem Bein *(Seite 52)*

Beindehnung *(Seite 53)*

Dehnen (für Hüfte und Po) *(Seite 56)*

Den Ball heben (Bauchlage) *(Seite 55)*

Anheben des Beins *(Seite 67)*

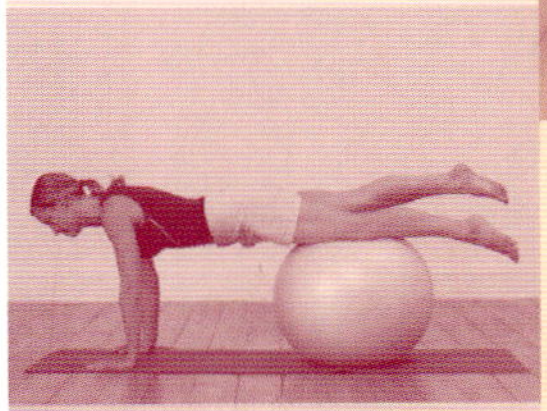

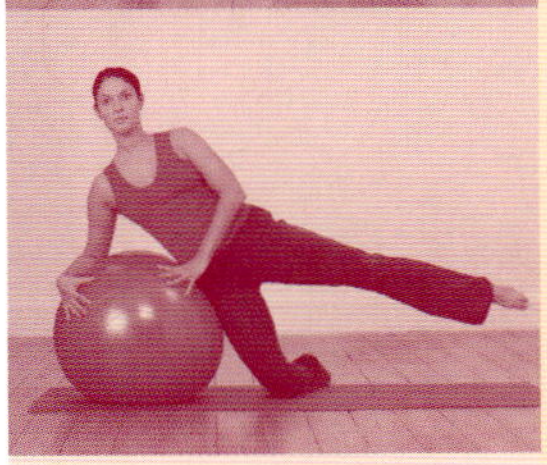

Hals

Push-ups *(Seite 68)*

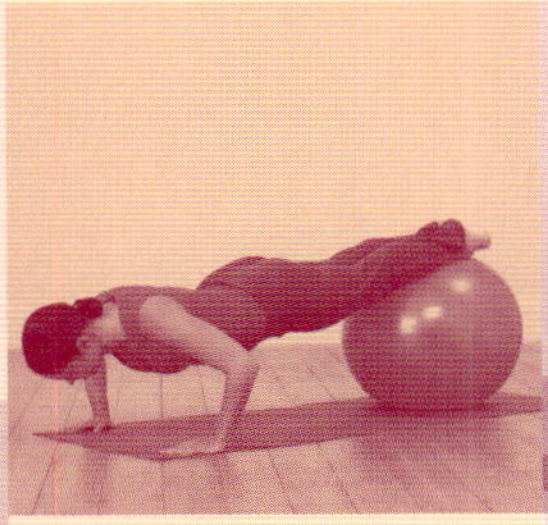

Balance

Heben des Beins (im Sitzen) *(Seite 69)*

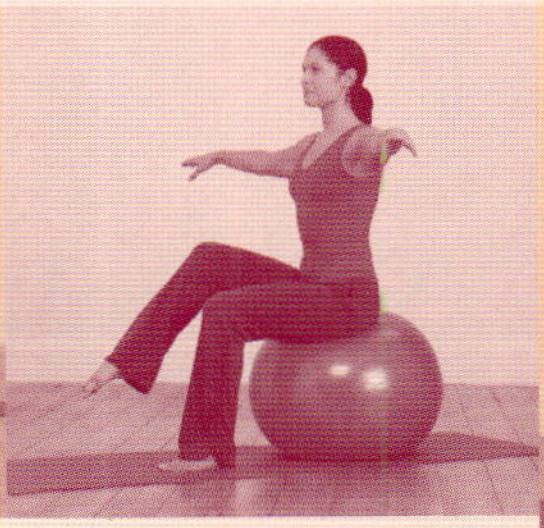

Seitwärts beugen

Meerjungfrau mit Drehung *(Seite 70)*

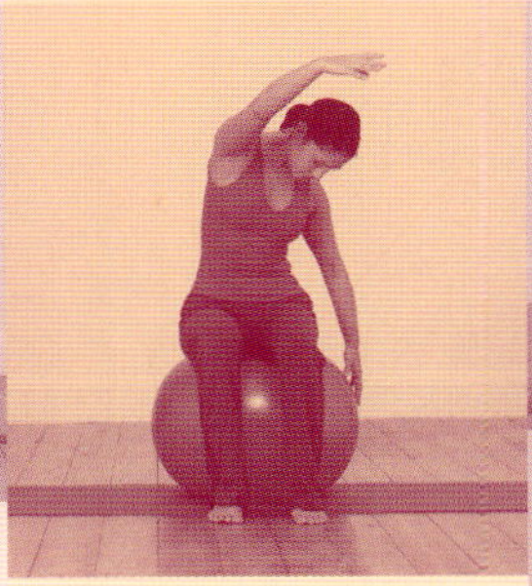

Stretch und Release

siehe Kapitel 7

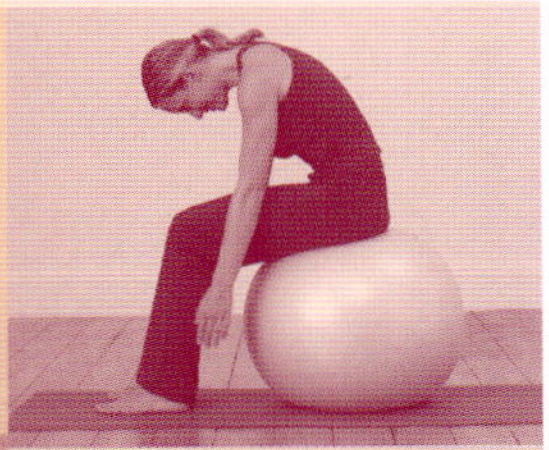

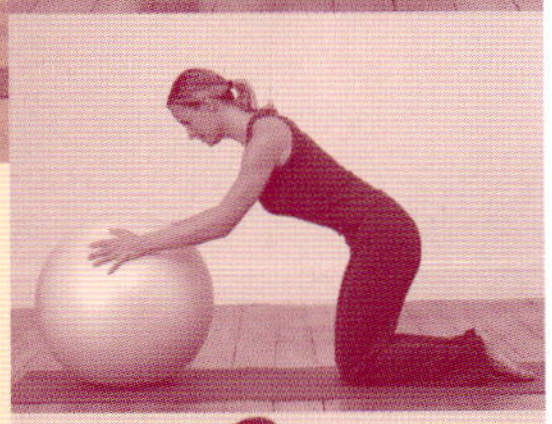

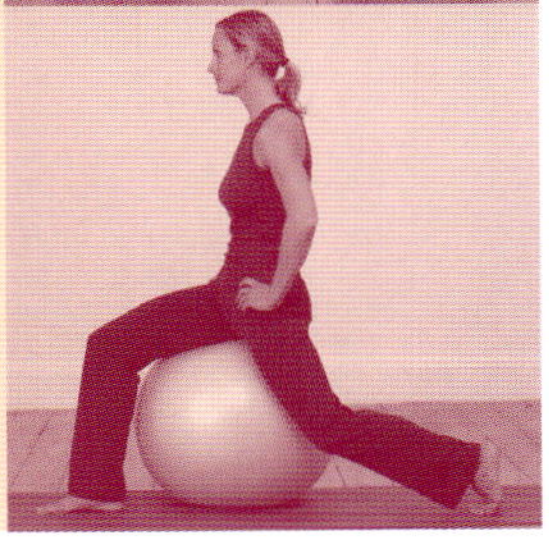

Für Fortgeschrittene

Sobald Sie sich zu den Fortgeschrittenen zählen können, sollten Sie nach Möglichkeit, Ihr Training 45 bis 60 Minuten ausführen. Wählen Sie wie bisher aus jeder Rubrik eine Übung aus und fügen Sie weitere aus dem vorhergehenden Workout hinzu. Denken Sie immer daran, der Erfolg des Pilates-Trainings liegt in der Präzision, mit der Sie die Übungen machen, nicht im schnellen „Vorankommen". Wärmen Sie sich gut auf und lassen Sie das Training mit „Stretch und Release" ausklingen!

Wählen Sie jeweils eine Übung aus jeder Rubrik.

Warm-up

Atmung *(Seite 24)*

Neutrales Becken *(Seite 26)*

Aktivieren und lösen *(Seite 29)*

Hüfte lockern *(Seite 36)*

Wirbelsäulendrehung *(Seite 37)*

Hüftrolle *(Seite 38)*

Schulterblätter isolieren *(Seite 32)*

Heben und Senken der Schultern *(Seite 33)*

Armkreisen *(Seite 40)*

Brustkorb weiten *(Seite 41)*

Kopfnicken *(Seite 31)*

Beugen

Brücke in Rückenlage *(Seite 62)*

Roll up *(Seite 65)*

Die Hundert (am Ball) *(Seite 64)*

Beidbeiniges Strecken *(Seite 75)*

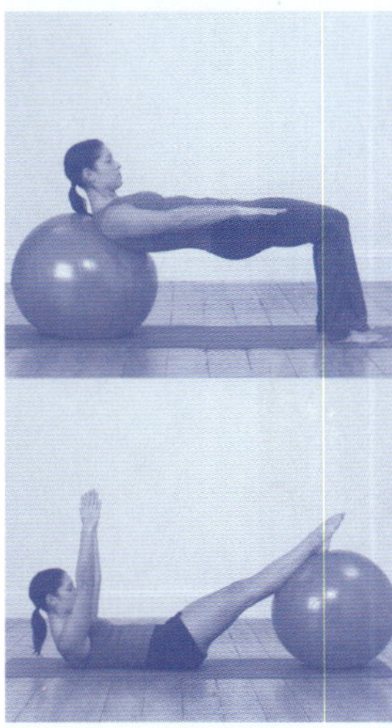

Lendenwirbel beugen

Den Ball heben (Rückenlage) *(Seite 54)*

Halbe Rolle rückwärts *(Seite 49)*

Elefant *(Seite 79)*

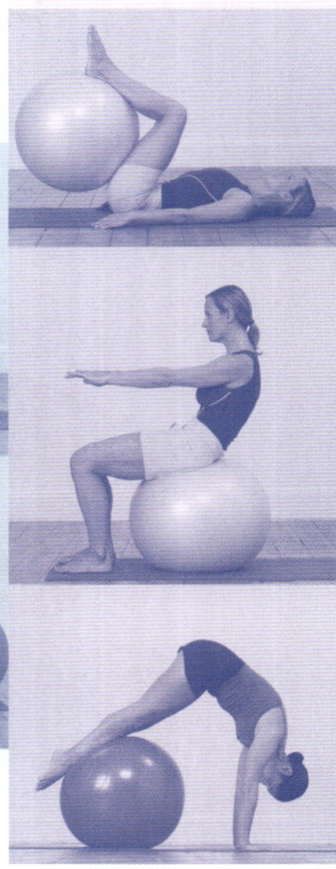

Dehnen

Brustschwimmen Level 1, Level 2 oder fortgeschrittene Version *(Seite 46, 63 oder 76)*

(Entspannen mit „Muschel", *Seite 47*)

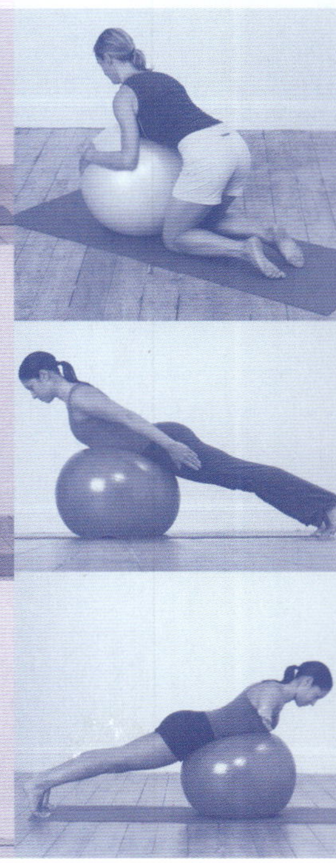

Drehen

Wirbelsäulendrehung *(Seite 51)*

Halbe Drehung *(Seite 66)*

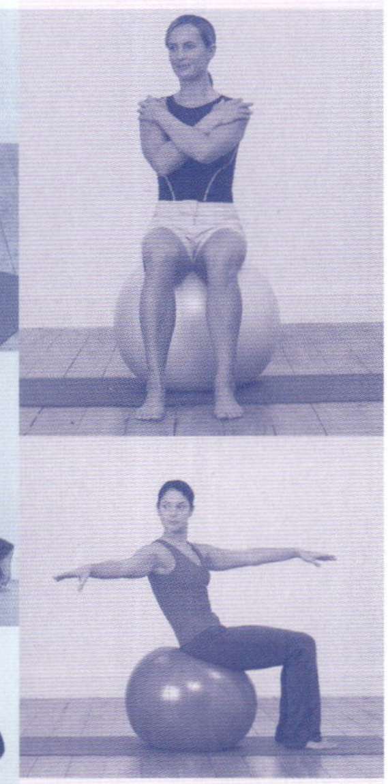

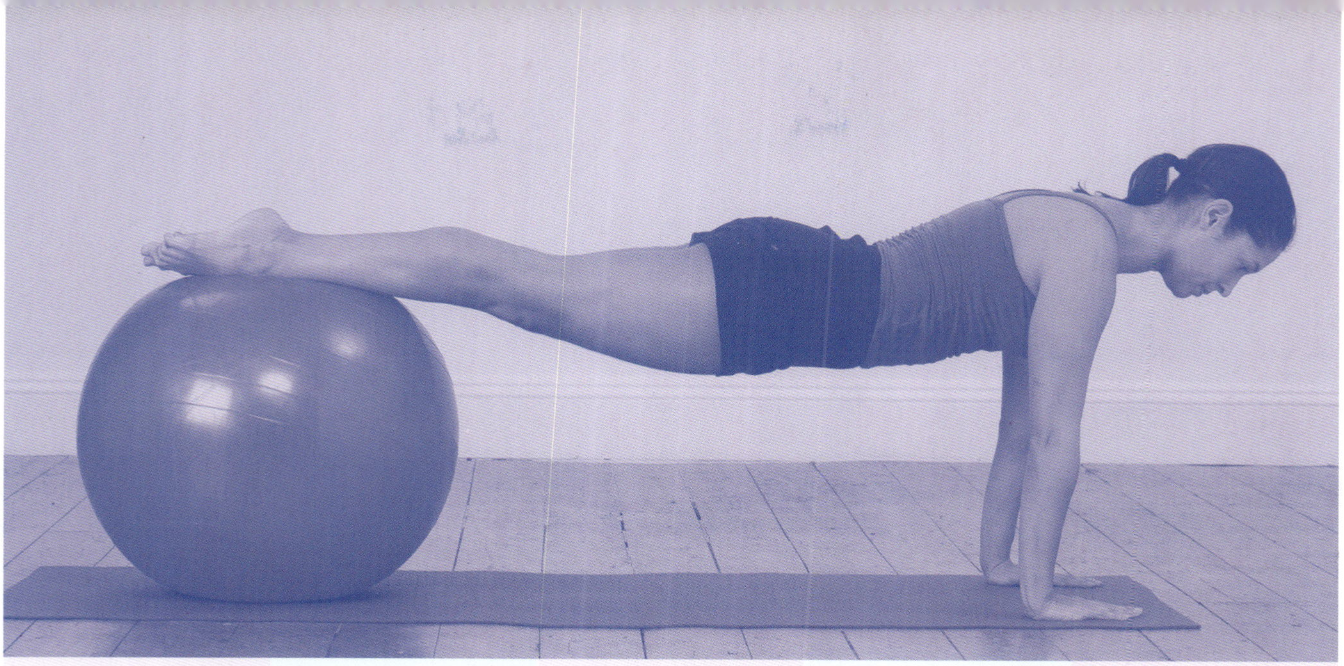

Hüften/Beine

Kreisen mit einem Bein
(Seite 74)

Anheben des Beins (seitlich)
(Seite 67)

Beindehnung
(Seite 53)

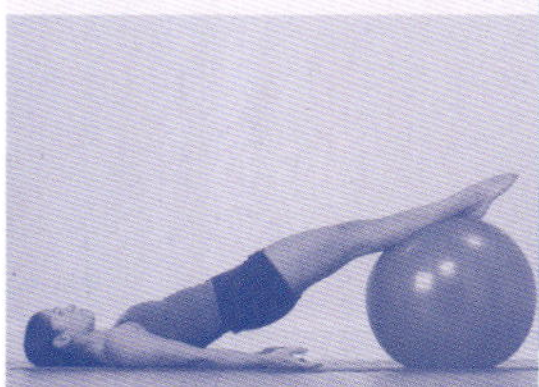

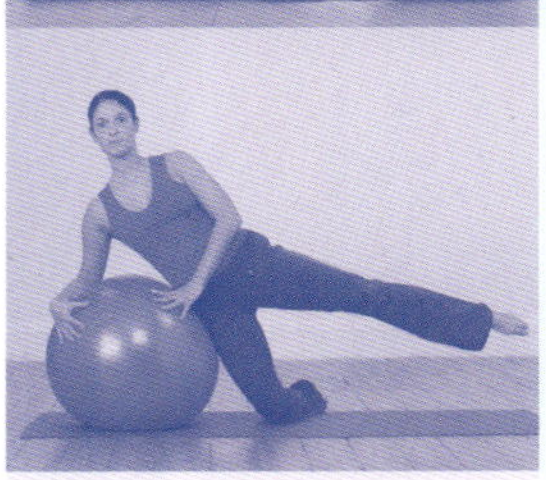

Hals

Push-ups
(Seite 68)

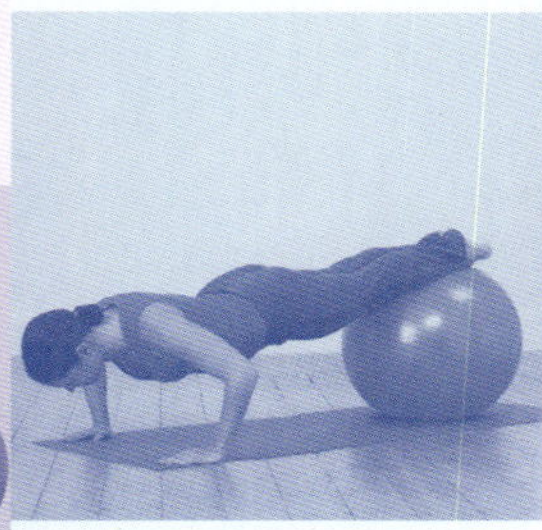

Kernmuskeln

Beine strecken (Bauchlage)
(Seite 78)

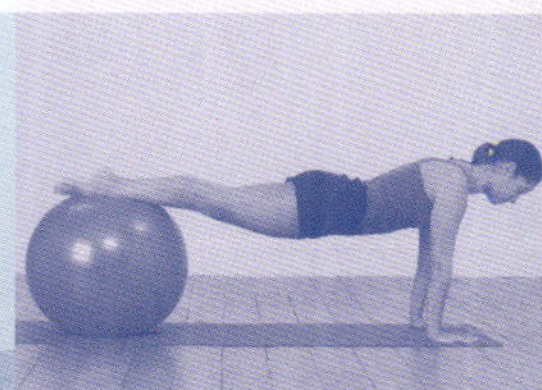

Seitwärts beugen

Meerjungfrau mit weiter Brust
(Seite 82)

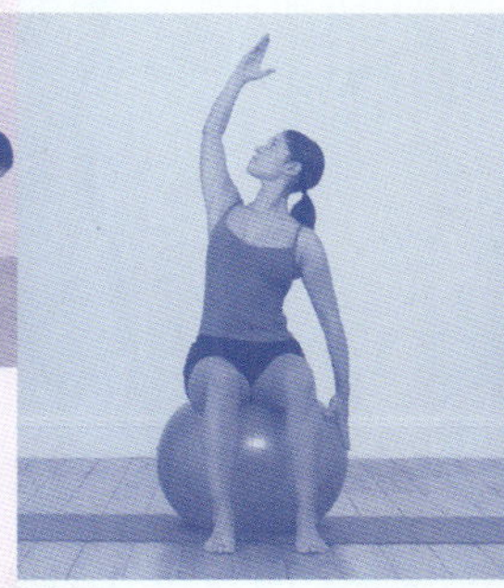

Stretch und Release

siehe Kapitel 7

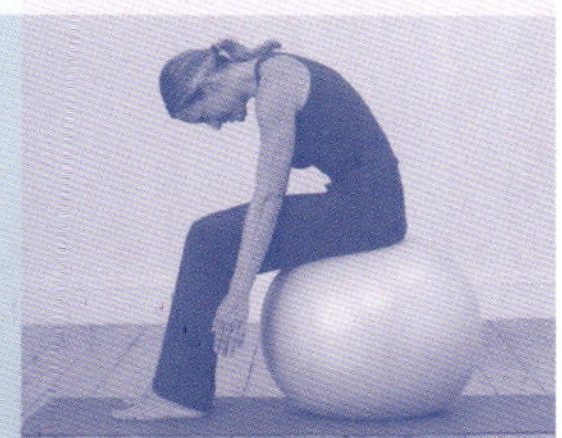

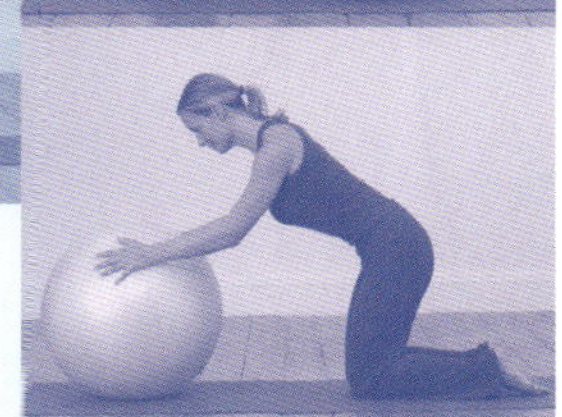

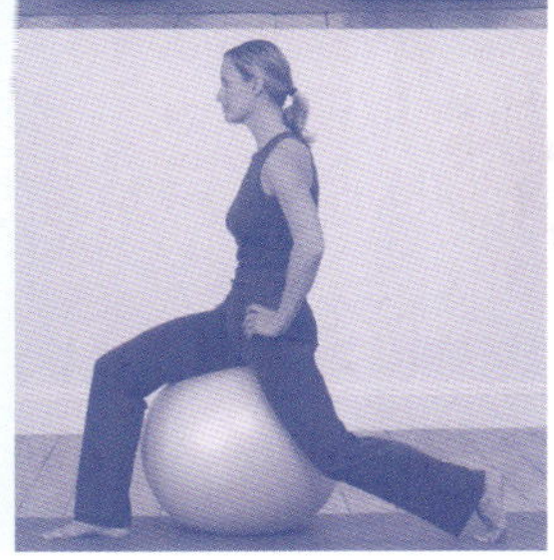

Register